刘远平◎著

刘述机伤寒方

运用手册

全国百佳图书出版单位
中国中医药出版社
·北京·

图书在版编目（CIP）数据

刘述机伤寒方运用手册 / 刘远平著 . –– 北京：中
国中医药出版社，2024.12
　　ISBN 978–7–5132–8785–2

　　Ⅰ . ①刘… Ⅱ . ①刘… Ⅲ . ①《伤寒论》—经方—临
床应用—手册 Ⅳ . ① R222.26–62

中国国家版本馆 CIP 数据核字 (2024) 第 097829 号

中国中医药出版社出版

北京经济技术开发区科创十三街 31 号院二区 8 号楼
邮政编码　100176
传真　010–64405721
廊坊市祥丰印刷有限公司印刷
各地新华书店经销

开本 710×1000　1/16　印张 11.75　彩插 0.5　字数 182 千字
2024 年 12 月第 1 版　2024 年 12 月第 1 次印刷
书号　ISBN 978 – 7 – 5132 – 8785 – 2

定价　58.00 元
网址　www.cptcm.com

服 务 热 线　010–64405510
购 书 热 线　010–89535836
维 权 打 假　010–64405753

微信服务号　zgzyycbs
微商城网址　https://kdt.im/LIdUGr
官 方 微 博　http://e.weibo.com/cptcm
天猫旗舰店网址　https://zgzyycbs.tmall.com

如有印装质量问题请与本社出版部联系（010–64405510）

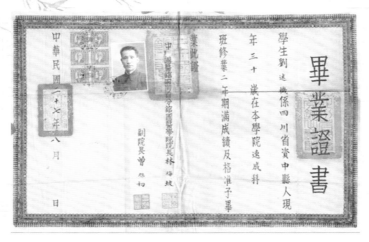

◆ 刘述机获四川国医学院毕业证书（1938 年 8 月）

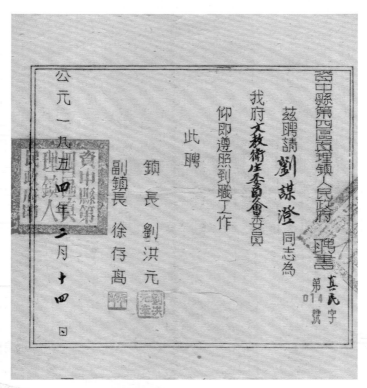

◆ 刘述机被聘为资中县真理镇文教卫生委员会委员（1954 年 2 月 14 日）

中央卫生部委托成都中医学院开办全国伤寒专修班同学录

一九五九年八月廿二日结业

	姓名	性别	年龄	籍贯	职务	来自何单位	通讯处	备註
院长	李斯炽	男		四川	院长	成都中医学院	同左	
"	张華	"			"		"	
党委主任	蒲布	"			党委主任		"	
主任	凌跃希				院办公室主任		"	
"	許允安						"	
教务长	魏云祥				教务长		"	
"	邓绍先		61	四川			"	
秘书	袁彬	女			教务处秘书		"	
科长	刘希诚	男			教务科科长		"	
"	凌一奎				教研科科长		"	
老师	刘述机		58	四川资中	教研组组长		"	
	戴佛延			四川			"	
行政	吴廷鳳	女	27	"	干事		"	
	王朝福	男	23		医师		"	
	吴明直		28				"	
	邓惠卿		28				"	

◆ 卫生部委托成都中医学院开办伤寒专修班同学录（1959 年 8 月）

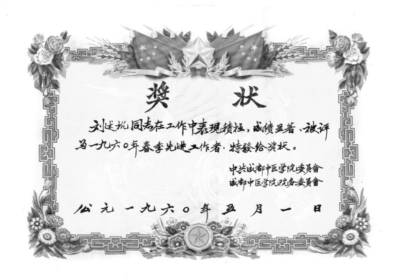

奖 状

刘述机同志在工作中表现积极，成绩显著，被评为一九六〇年春季先进工作者，特发给奖状。

中共成都中医学院委员会
成都中医学院院务委员会

公元一九六〇年五月一日

◆ 刘述机被评为成都中医学院先进工作者（1960 年 5 月 1 日）

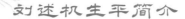
刘述机生平简介

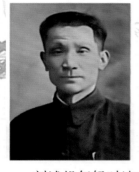

刘述机（1900年5月—1967年2月），原名刘谋澄，中共党员，四川资中人。成都中医药大学（原成都中医学院）首任伤寒温病教研室主任，医疗系副主任。

刘述机年轻时追求进步，于1927年在重庆合川任小学校长，并加入中国共产党。1936年改名刘述机，到成都就读于四川国医学院。他勤学苦读，每学期以第一名的优异成绩免费入学，毕业后留校工作，在国医学院任助教，后国医学院停办，遂回家乡坐堂行医，努力救治患者，成为当地名医。1952年，他在家乡组建并担任真理联合诊所主任，求医者络绎不绝。1954年，刘述机被聘为资中县真理镇文教卫生委员会委员。

1956年，成都中医学院成立，刘述机被调至学院任教，并任伤寒温病教研室主任、医疗系副主任。刘述机治学严谨，博采众长，编写教材，培育学生，主编全国统一《伤寒论》教材。1959年8月，卫生部委托成都中医学院开办伤寒专修班，他为主讲教师。1960年5月1日被评为成都中医学院先进工作者。

刘述机一生勤奋努力，忠厚待人，思想积极向上，忠于党的

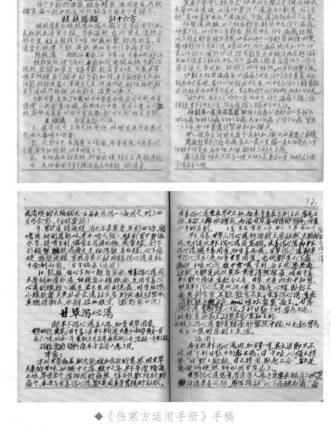

◆《伤寒方运用手册》手稿

事业，拥护党的领导。他每日忙于教学、临床工作中，积劳成疾，于1967年病逝，留下遗著《伤寒方运用手册》手稿本。

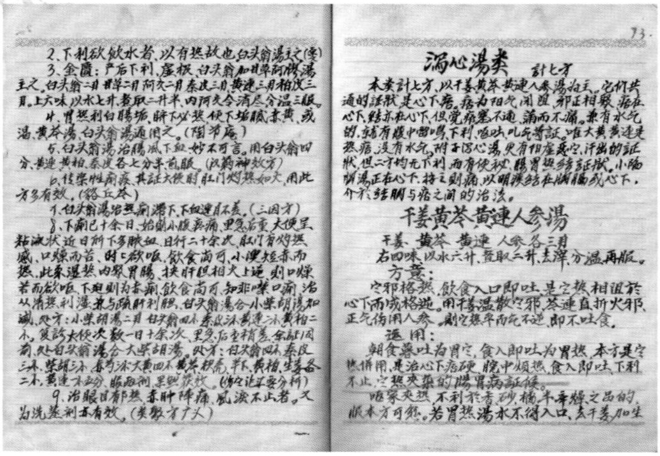

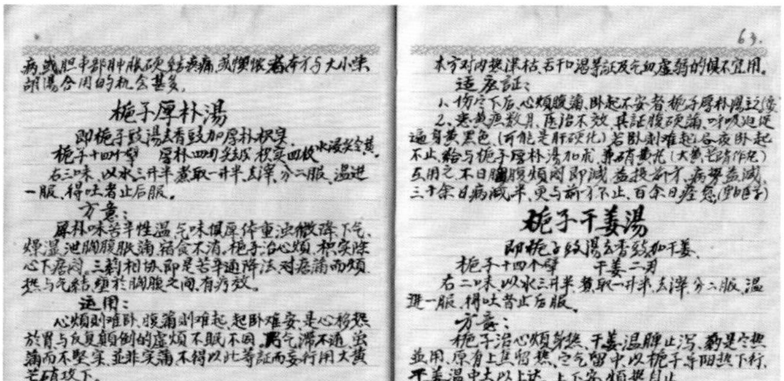

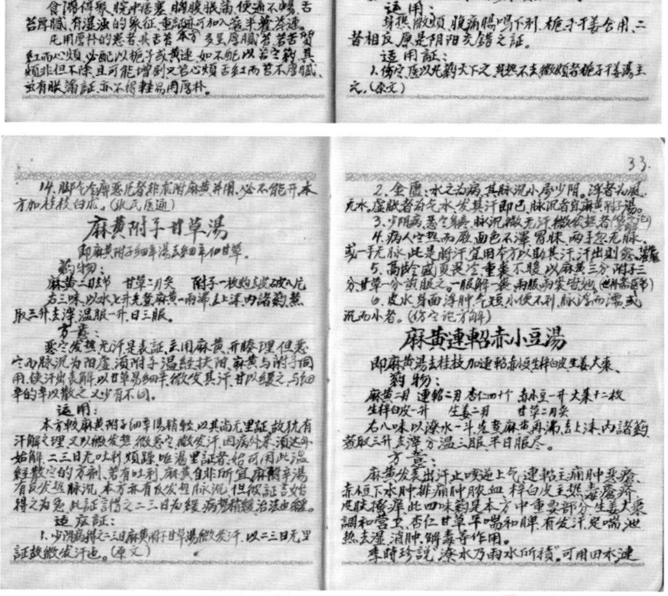

作者简介

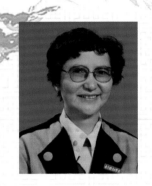

刘远平（1940年11月— ），四川资中人，副主任医师，东南大学附属中大医院退休。

1956年成都中医学院成立，刘远平随父亲刘述机转学到成都读书。1961年她考入成都中医学院，1967年毕业，毕业后被分配到四川简阳人民医院。1975年调入南京市中医院，1980年调入南京铁道医学院后，同年在南京中医学院（现南京中医药大学）伤寒教研室进修一年。她长期从事中医教学、临床、科研工作。

她从小受到父亲刘述机的言传身教，加之在工作中的经验，愈发意识到弘扬国医要从伤寒经方开始。她萌发了将口服中药敷于面部，内病外治，让药物渗入面部改善肤质的想法。她将当归四逆汤加减，在儿子刘林宾的帮助下精研制剂，在自己的脸上做试验，研制出可以保存2～3年稳定不变质的中药揭取式面膜——远平丹蝶营养面膜（配方参22条）。1991年，她在中医美容学术会上交流演示该成果，深受大家欢迎。1993年，她创办了全国第一家中医美容院，"远平丹蝶营养面膜"配方首次公开。

她编写了两部著作：中华当代名医系列丛书·第一卷《刘远平新中医美容》于2003年12月由中医古籍出版社出版发行；《远平风华瑜伽》（附两盘DVD），于2009年由东南大学出版社、东南大学电子音像出版社出版发行。

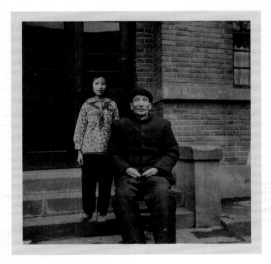

◆ 刘远平与父亲刘述机合照

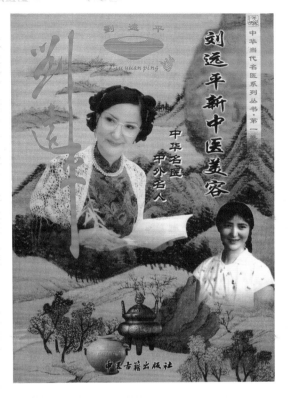

◆ 2003 年《刘远平新中医美容》一书出版发行

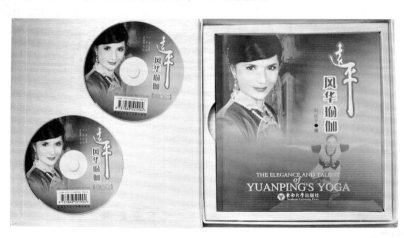

◆ 2009 年中医养生瑜伽书《远平风华瑜伽》（附两盘 DVD）
出版发行

张　序

　　刘述机先生是成都中医药大学建校初期元老之一，为伤寒温病教研室首任主任（当时伤寒、温病为同一科室），筚路蓝缕，精勤不倦，编修教材，培育后学。

　　先生是我研习中医经典《伤寒论》的启蒙人，我毕业留校后有缘在伤寒温病教研室工作，又继续受其治学、授课、临证等精神的熏陶，获益良多，感念至今。先生治学精勤严谨，理论功底深厚，尤其对伤寒温病经典著作极为熟稔，中医经典文献信手拈来。先生为人宽厚真诚，谦逊儒雅，在教学上循循善诱，发人深思，深受学生爱戴。先生临床经验丰富，活人无数，善用经方，扶危济困，屡起沉疴，名噪乡邻。然惜无著述传世，故后学研究先生事迹功业较少，是为一憾。

　　近日，先生之女刘远平将其父遗稿编修成册，即将付之梨枣，并送上清样诚邀我作序。灯下将书稿捧读一过，六十余载前寒窗训诫之语仿佛于耳畔回荡，往昔种种光影渐上心头。此书将《伤寒论》方归为十八大类，并结合自身临床经验详述每方运用方法，剖析指要，循览易明，对于临床医生提升自身诊疗技术大有裨益。刘远平女士整理此书厥功甚伟，填补了先生著述的空白，使其学术思想得以传承发扬，欣为之序。

张之文

甲辰仲暮之交于青城山居

2024 年 4 月

医学与精神的传承

——感悟手稿的付梓

外公刘述机一直活在母亲的描述里，因母亲讲述的都是外公如何要她专心读书的故事，所以外公在我们心中是一位严谨严肃的长者。直到前几年，看到母亲在翻阅一本写于五六十年前、纸已泛黄的笔记本，才知这便是她以前常念叨因年轻时工作忙又带孩子，一直遗憾没有整理的外公的手稿。翻看手稿，字写得整齐而流畅，内容清晰而有序，外公专注伏案的印象跃然心中，立时肃然起敬，十分感动。想想自己虽然已是一个教授了，却从未如此认真地写过学习或工作的心得，又或是某几天写了几笔而不能坚持，而母亲却常于清晨在案前写作，想来是因外公的言传身教吧。母亲从医院退休后，仍努力不辍，以伤寒方为指引，研发了深受老百姓喜爱的中药草本面膜，撰写了《刘远平新中医美容》《远平风华瑜伽》，将中医通过生活而传播，更于古稀之年学习拼音打字，于耄耋之年自己完成了本书稿的录入与修改，其中饱含着对外公深厚的敬爱之情，更是一种中医精神的传承。

中医药博大精深，靠着一代一代的传承发展、守正创新，护佑中华民族生生不息。中医药是中华民族的瑰宝，屠呦呦先生在中医古方中获得了灵感，而发现了青蒿素和双氢青蒿素。在抗击 SARS（重症急性呼吸综合征）和新型冠状病毒感染等传染病中，中医药又让世人看到其神奇的疗效。书稿即将付梓之际，希望刘述机先生对《伤寒论》的精解能够启示后人，也希望中医药在新的时代发扬光大，造福人民！

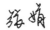

张娟（刘述机先生外孙媳）

东南大学公共卫生学院教授、博士研究生导师

2024 年 7 月

前　言

在学习《伤寒论》时，有人认为书中收载的是以治疗太阳伤寒的麻黄汤类、太阳中风的桂枝汤类为主的祛风祛寒方药。其实在《伤寒论》条文中，也有祛湿热、祛瘀血，以及伤寒、温病、暑病之后余热未清、气津两伤之方药。很多方剂是通过扶正祛邪来提升患者的抵抗力，而最终战胜疾病的，如黄芩汤类、柴胡汤类、白虎汤类、承气汤类、四逆汤类、理中汤类等。

我们认为，《伤寒论》中的方剂是通过不同机制和途径祛除病邪的。

1.百病皆因伤寒。伤寒是《伤寒论》治疗的一大类疾病，如治疗太阳伤寒的麻黄汤类、太阳中风的桂枝汤类等。《伤寒论》结合理、法、方、药，归纳总结了伤寒不同的病程阶段和证候类型的方药应用经验。

2.病毒侵犯人体，首当其冲的是咽部和皮肤。甘草汤类方主治咽喉部疾患，适用于感受风寒有轻微表证者。一般在咽喉疾患初期，有很多患者要用辛温发散药。

3.当归四逆汤类治疗血脉涩滞和血虚不荣于四末，具有温通血凝寒阻的作用，可应用于疝瘕腹痛、气血上冲头痛、四肢血脉瘀阻等。

在父亲的影响下，我萌发了将口服中药敷于面部的想法，内病外治，让药物渗入面部，以改善皮肤状态。我将当归四逆汤进行加减，在自己的皮肤上多次试用，终于研制成功了可以保存 2～3 年稳定不变质的中药面膜——远平丹蝶营养面膜。

4.泻心汤类方证的共同症状为心下痞。方中黄芩、黄连苦寒，合用可直折火邪，发挥协同作用，治热痞疗效倍增，对胸部心、肺、胃病变的治疗效果显著。

5.四逆汤类中的白通汤，可增强机体的抵抗力。白通汤方由干姜、附子和通阳的葱白三味药组成。姜、葱白都是人们日常用的食品，合附子有散寒通阳以破阴的作用。

首届全国名中医、著名温病学专家、成都中医药大学张之文教授为本书作序，在此深表感谢！代序为哈佛大学访问学者、东南大学公共卫生学院张娟教授所作，同时也负责本书的校对工作，亦表示感谢！

我虽然经历了临床、教学等中医药实践，但由于水平有限，书中若有不妥之处，希望读者提出宝贵意见，以便今后进一步完善。

刘远平

2024 年 7 月

整理说明

　　1956 年 5 月成都中医学院成立，先父刘述机调至学院任教主讲伤寒、温病学课程，担任全国第一版《伤寒论》教材的主编，并负责培养师资。1959 年 8 月，卫生部委托成都中医学院开办伤寒专修班，聘先父为主讲教师。他在教学中积累经验著成《伤寒方运用手册》（手稿），后因病去世，仅留下遗稿，至今没有正式出版。

　　东汉张仲景所著的《伤寒论》是一部中医理论与实践相结合的经典著作，是疾病诊断和治疗的思想指导，也是中医治疗传染病的实用治疗学著作。喻嘉言高度赞扬《伤寒论》，认为其"为众方之宗，群方之祖"。《伤寒论》被公认为中医学方书的鼻祖，奠定了伤寒学的基础，促进和发展了中医临床医学。《伤寒论》有条文 398 条，共载有 113 方。全书辨证详审，方剂组合严密，不仅用药精简，且法度严明，临床效果显著。但该书文理深奥，方药难学难记。先父刘述机的《伤寒方运用手册》就是为解决这一难题而编写的。它对中医药院校学生和中医临床医师来说是学习《伤寒论》方药的入门书籍，可以帮助学习者领会古方运用的精神，学习"伤寒"快速入门，免受古方"难学难用"的影响。

　　本书详述了中医临床各种证候类型及《伤寒论》方治疗的方药，下面略加说明：

　　1. 杨绍伊考次的伊尹《汤液经》，对伤寒方临证运用有独到的见解，对研究仲景伤寒医学之传承有深远的影响。因此，先父刘述机节选杨绍伊考次的《汤液经》作为《伤寒方运用手册》的引子。

　　2.《伤寒论》共 113 方，为方便大家学习，《伤寒方运用手册》将方意大致相同或有关联的方分为一类，共分十八类方。每类方前都有总结和分析，详述每个方剂名和方剂的药物组成、方义、临床运用及注意事项。

先父生前共整理完成十二类方剂内容，其余包括泻心汤类方中的大黄黄连泻心汤、附子泻心汤、黄连汤、小陷中汤四方，白虎汤类等六类，由我根据先父遗稿和自己的经验整理完成。

3. 本书按先父留下的原稿，每首方剂基本分五个方面进行论述：第一项是药物组成，第二项是方义，第三项是运用，第四项是适应证，第五项是说明。其中适应证参考《伤寒论》《金匮要略》的原文及多位医家前辈关于本方的主证和用药经验编写而成。需要说明的是，本书第23方以前的内容，父亲留下的原稿中没有适应证，为保持原貌，本次整理未做改动。

4. 体例说明：

（1）药物组成在原稿中有【方药】【组成】等格式，现统一改为【组成】。

（2）原稿中父亲所"按"改为【原按】，本人所写为【整理者按】；有些方剂下有【说明】，其内容与父亲所按有区别，故保持原貌，不做改动。

（3）【适应证】下各项内容有些有出处，有些没有，为保持著作原貌不做统一，但加书名号，并改正文中有误之处；其中"原文"指《伤寒论》原文，为统一改为（《伤寒论》）；部分方剂某条运用下有"按"，为区别于【原按】，本次整理改为"注"。

（4）【附记】多为本方衍生的内容，为保持著作原貌，本次整理未做改动。

（5）关于计量单位的问题。书中113方所涉及引用《伤寒论》《金匮要略》等典籍内容的部分，计量单位均按原文进行整理，其余为保持原貌，未做改动。

刘远平

2024 年 7 月

目 录
CONTENTS

引子·· 001

伤寒十八类经方运用 ······························ 003

一、桂枝汤类 ······································· 003

1. 桂枝汤 ··· 003

2. 桂枝加桂汤 ··································· 006

3. 桂枝加芍药汤 ······························ 007

4. 桂枝加大黄汤 ······························ 008

5. 桂枝加葛根汤 ······························ 008

6. 桂枝加厚朴杏子汤 ······················· 009

7. 桂枝加芍药生姜人参汤 ················· 010

8. 桂枝去芍药汤 ······························ 011

9. 桂枝去芍药加附子汤 ····················· 011

10. 桂枝加附子汤 ····························· 012

11. 桂枝附子汤 ································· 013

12. 桂枝附子去桂加白术汤 ··············· 014

13. 甘草附子汤 ································· 015

14. 桂枝去芍药加蜀漆牡蛎龙骨救逆汤 ······· 016

15. 桂枝去桂加茯苓白术汤 ··············· 018

16. 小建中汤 ···································· 019

二、桂枝甘草汤类 ······························ 020

17. 桂枝甘草汤 ································· 020

18. 桂枝甘草龙骨牡蛎汤 ··················· 021

19. 茯苓桂枝白术甘草汤 …………………………………… 022

20. 茯苓桂枝甘草大枣汤 …………………………………… 024

21. 茯苓甘草汤 ……………………………………………… 026

三、当归四逆汤类 …………………………………………… 027

22. 当归四逆汤 ……………………………………………… 027

23. 当归四逆加吴茱萸生姜汤 ……………………………… 030

四、五苓散类 ………………………………………………… 033

24. 五苓散 …………………………………………………… 033

25. 猪苓汤 …………………………………………………… 036

26. 文蛤散 …………………………………………………… 037

27. 牡蛎泽泻散 ……………………………………………… 039

五、麻黄汤类 ………………………………………………… 040

28. 麻黄汤 …………………………………………………… 041

29. 葛根汤 …………………………………………………… 044

30. 葛根加半夏汤 …………………………………………… 045

31. 桂枝麻黄各半汤 ………………………………………… 046

32. 桂枝二麻黄一汤 ………………………………………… 047

33. 桂枝二越婢一汤 ………………………………………… 048

34. 麻黄附子细辛汤 ………………………………………… 049

35. 麻黄附子甘草汤 ………………………………………… 051

36. 麻黄连轺赤小豆汤 ……………………………………… 052

37. 麻黄杏仁甘草石膏汤 …………………………………… 052

38. 大青龙汤 ………………………………………………… 055

39. 小青龙汤 ………………………………………………… 057

40. 麻黄升麻汤 ……………………………………………… 060

六、柴胡汤类 ………………………………………………… 061

41. 小柴胡汤 ………………………………………………… 061

42. 大柴胡汤 ………………………………………………… 067

43. 四逆散 …………………………………………………… 069

44. 柴胡桂枝汤 ……………………………………………… 071

45. 柴胡桂枝干姜汤 ································ 073

46. 柴胡加龙骨牡蛎汤 ···························· 074

47. 柴胡加芒硝汤 ································ 076

七、甘草汤类 ······································ 077

48. 甘草汤 ······························· 077

49. 桔梗汤 ······························· 079

50. 苦酒汤 ······························· 081

51. 半夏散及汤 ···························· 082

八、芍药甘草汤类 ·································· 083

52. 芍药甘草汤 ···························· 083

53. 芍药甘草附子汤 ························ 085

54. 猪肤汤 ······························· 086

55. 黄连阿胶汤 ···························· 087

56. 炙甘草汤 ····························· 089

57. 蜜煎导方 ····························· 091

58. 大猪胆汁方 ··························· 092

九、栀子豉汤类 ···································· 093

59. 栀子豉汤 ····························· 093

60. 栀子甘草豉汤 ························· 095

61. 栀子生姜豉汤 ························· 097

62. 枳实栀子豉汤 ························· 098

63. 栀子厚朴汤 ··························· 099

64. 栀子干姜汤 ··························· 100

十、瓜蒂散类 ······································ 100

65. 瓜蒂散 ······························· 101

66. 三物白散 ····························· 103

十一、黄芩汤类 ···································· 105

67. 黄芩汤 ······························· 105

68. 黄芩加半夏生姜汤 ···················· 107

69. 葛根黄芩黄连汤 ······················ 108

70. 茵陈蒿汤 …………………………………………… 109

71. 栀子柏皮汤 ………………………………………… 111

72. 白头翁汤 …………………………………………… 112

十二、泻心汤类 ……………………………………… 114

73. 干姜黄芩黄连人参汤 ……………………………… 115

74. 半夏泻心汤 ………………………………………… 116

75. 生姜泻心汤 ………………………………………… 118

76. 甘草泻心汤 ………………………………………… 120

77. 大黄黄连泻心汤 …………………………………… 123

78. 附子泻心汤 ………………………………………… 124

79. 黄连汤 ……………………………………………… 125

80. 小陷胸汤 …………………………………………… 126

十三、白虎汤类 ……………………………………… 127

81. 白虎汤 ……………………………………………… 127

82. 白虎加人参汤 ……………………………………… 129

83. 竹叶石膏汤 ………………………………………… 130

十四、承气汤类 ……………………………………… 131

84. 大承气汤 …………………………………………… 132

85. 小承气汤 …………………………………………… 135

86. 调胃承气汤 ………………………………………… 137

87. 桃核承气汤 ………………………………………… 139

88. 麻子仁丸 …………………………………………… 140

89. 抵当汤 ……………………………………………… 141

90. 抵当丸 ……………………………………………… 142

91. 大陷胸汤 …………………………………………… 143

92. 大陷胸丸 …………………………………………… 145

93. 十枣汤 ……………………………………………… 146

十五、四逆汤类 ……………………………………… 147

94. 四逆汤 ……………………………………………… 147

95. 四逆加人参汤 ……………………………………… 149

96. 茯苓四逆汤 ……………………………………………… 150

97. 干姜附子汤 ……………………………………………… 151

98. 通脉四逆汤 ……………………………………………… 153

99. 通脉四逆加猪胆汁汤 …………………………………… 155

100. 白通汤 …………………………………………………… 155

101. 白通加猪胆汁汤 ………………………………………… 157

十六、理中丸（汤）类 …………………………………… 158

102. 理中丸（汤） …………………………………………… 158

103. 甘草干姜汤 ……………………………………………… 160

104. 桂枝人参汤 ……………………………………………… 161

105. 厚朴生姜半夏甘草人参汤 ……………………………… 162

106. 旋覆代赭汤 ……………………………………………… 163

107. 吴茱萸汤 ………………………………………………… 164

十七、真武汤类 …………………………………………… 166

108. 真武汤 …………………………………………………… 166

109. 附子汤 …………………………………………………… 167

十八、杂方 ………………………………………………… 169

110. 赤石脂禹余粮汤 ………………………………………… 169

111. 桃花汤 …………………………………………………… 170

112. 乌梅丸 …………………………………………………… 171

113. 烧裈散 …………………………………………………… 173

附：方剂索引（按首字母笔画排序） …………………… 174

引　子①

伊尹《汤液经》（杨绍伊作考次）

皇甫士安《甲乙经·序》曰：伊尹以元圣之才，撰用《神农本草》以为《汤液》，汉张仲景论广《汤液》为十数卷，用之多验。仲景书本为《广汤液论》，乃就《汤液经》而论广之者。

任圣（即伊尹）《汤液经》，以六经名题首，统论中风、伤寒、温病。仲景广论，以"伤寒"二字题首，统论中风、伤寒、温病。任圣以六经名题首，理出当然。仲景以"伤寒"二字题首，例援旧惯。据《难经》伤寒有五之说，旧医把中风、伤寒、温病统谓为伤寒，仲景之作，欲不混于伊经，舍易题首，无由辨识，而易题之辞，求如六经名之能统中风、伤寒、温病三端者，实舍"伤寒"二字之沿习语，无有可取，故遂假之以作标识，借以别于任圣之经。

伊经之所以不标出温病者，以温病与中风、伤寒之区分甚显，不必标出而已易明故也。其所以必标出中风者，以中风与伤寒之辨甚微，必须标出而畔岸乃见也。其所以不标出伤寒者，以已标出中风，而为伤寒者自可见也。

"伤寒中风，医反下之"，"伤寒"二字，为中风、伤寒、温病三端之总括语，其之下"中风"二字，乃为实指三端中之中风证。

《脉经》第八卷消渴篇载"厥阴之为病"上，有"师曰"二字，知"太阳之为病，阳明之为病，少阳之为病，太阴之为病，少阴之为病"皆出一人之作，属仲景遗论，皆由叔和撰次。

---

① 父亲刘述机留下的原稿中，选用"伊尹《汤液经》（杨绍伊作考次）"的部分内容为《伤寒方运用手册》的伤寒十八类经方运用的引子。为保持原貌，本次整理未做改动。

《甲乙经》序云："近世太医令王叔和，撰次仲景遗论甚精。"

《汤液经》虽分六经属病，实止"一表二里"，缘"一表"太阳是也，"二里"阳明少阴是也，而少阳、太阴、厥阴三经无专病。

病之出路，惟在汗孔与二便，太阳主表，兼司小便，阳明司大便，少阳亦主二便。

风寒客于表，阻塞营卫气行之路，使人恶风恶寒，头痛腰痛，骨节疼痛，宜桂枝、麻黄、柴胡等攻其表，发汗祛邪。

风热舍与表，使人头目昏眩，神不清明，常自汗出，身重难以转侧，口舌不仁，语言难出，治以豆豉、石膏清表热，解温毒，令邪气与汗气兼由毛窍败泄而出。

外表无病，则出路畅通，用附子、干姜诸剂，自里以温蒸之邪气，自由汗孔而去。

伤寒十八类经方运用

一、桂枝汤类

本类计十六方。桂枝汤是仲景书中第一方，桂枝汤类均为桂枝汤加减化裁之方，其用途非常广泛，柯琴说："此为仲景群方之魁，乃滋阴和阳，调和营卫，解肌发汗之总方也。"桂枝汤多运用于肌表和肌表涉里之证。方属温剂，总以里无温热之邪为宜，书云"桂枝下咽，阳盛则毙"，即指此言，又须里无积滞、气郁、痰饮、瘀血等内伤杂病方可应用。

桂枝汤为治疗太阳中风的主方，有调和营卫、解肌止冲、发汗以止汗的功能。其治法按正治法、从治法、后治法、回澜法、知微法、兼治法等分述。

1. 桂枝汤

【组成】桂枝三两（去皮）　芍药三两　甘草二两（炙）　生姜三两（切）　大枣十二枚（擘）

上五味，㕮咀三味，以水七升，微火煮取三升，去滓，适寒温，服一升。服已须臾，啜热稀粥一升余，以助药力。温覆令一时许，遍身漐漐，微似有汗者益佳，不可令如水流漓，病必不除。若一服汗出病差，停后服，不必尽剂。若不汗，更服依前法。又不汗，后服小促其间，半日许，令三服尽。若病重者，一日一夜服，周时观之。服一剂尽，病证犹在者，更作服。若不汗出，乃服至二三剂。禁生冷、黏滑、肉面、五辛、酒酪、臭恶等物。

【方义】桂枝宣阳，使气运行。芍药和阴，通调血脉。芍药配伍桂枝，能调和营卫。生姜辛散，能温胃止呕。大枣、炙甘草味甘性缓，益气调中，助芍药和阴。本方益阴药多于助阳药，故能使虚人津液充足，汗液外达，解除病邪。此方本不发汗，须啜热稀粥，以助药力，温覆以取汗。

方剂用量，宜取方中载明用中等量为准。若用大剂，照量倍增，小剂酌量倍减。病在进行中者，虽用小量，亦可取胜。病势固着者，可用中量或斟酌用大剂，始克有效。

【运用】桂枝汤为治疗太阳中风的主方，有调和营卫、解肌止冲、发汗以止汗的功能。其治法分以下几种：正治法，即适应证的治法；从治法，是有一假象脉证的治法；后治法，是有表里证，以里急于表，先治里证、后治其表证的治法；回澜法，是病情入里，须及时挽转病势的治法；知微法，是见病须查其陷微，而预防变化的治法；兼治法，是病情很复杂，要善于运用本方的治法。

（1）正治法（适应证用法）

①感受风寒，卫外太阳受伤，外现发热、汗出、恶风寒，而又鼻鸣、干呕者。

②风邪上扰，头疼甚，不项强，而有发热、汗出、恶风寒者，本方加桂枝，以平冲逆之气。

③太阳病外证未解，邪留肌腠，经久不愈，脉浮弱。

④太阳病发汗复下，误治，病在外未解，脉浮者。

⑤太阳病中伤风邪，发热汗出，荣弱卫强。

⑥荣气本足，卫阳不固，病常自汗出者。

⑦太阳诸证不具备，患者脏无他病，只荣气不足，阳气下陷，表邪未清，时发热，自汗出，当先其时发汗。

（2）从治法（有一部假象脉证为热）

①太阳病初服桂枝汤，反烦不解，热郁于心胸（可刺风池、风府），将欲作汗，脉浮者。

②脉桂枝汤，大汗出，脉但洪大，以内无烦渴，病仍在表。

（3）后治法（先治里证，后治表证，以里急于表）

①伤寒医下之后，表虚，身体疼痛，清便自调，急当救表，和其

荣卫。

②伤寒霍乱，吐泻后，身犹疼痛者。

③下后邪气内陷成痞，表有恶寒，表里交持，内外俱病，不可用大黄黄连泻心汤攻痞，当先用本方解表。

④下利腹胀满，身疼痛，中虚表滞，应以四逆汤先温里，后用本方治表。

（4）回澜法（病情入里，须及时挽转病势）

①伤寒不大便五六日，头疼兼有发热，小便清，为风寒之邪上壅，气不下达便秘，用本方。

②伤寒服麻黄汤发汗，外热已解，内热又发，半日许复烦，脉浮数，可用本方小剂量。

③阳明病脉迟，汗出多，无头项强痛，微恶寒，此阳明表证，同于太阳，可用小剂量发汗。

④患者烦热，汗出则解，又如疟状，日晡所发热，脉浮虚者，仍是阳明兼太阳，为邪未离太阳，欲入阳明，宜小量。

（5）知微法（见病须查其陷微，而预防变化）

①太阳病下之后，其气上冲，脉浮，邪犹在阳分，可与本方发汗，不与汗，则成结胸。

②太阳病脉浮，邪在表，欲外出之象，太阴与太阳相对待，里病从太阳表治，不引邪入脏。

③热甚欲经必致衄，衄后，点滴不成流，用小量，未衄前用本方中剂量。

（6）兼治法（病情错综复杂，能善运用本方）

①妇人妊娠，得平和脉，但阴脉小弱，恶阻，汤不能食，无寒热，为经气不舒，荣卫气不畅，服本方能宣荣卫、和阴阳。

②太阳之气，由下而上，至胸腹，寒邪逆于太阳，气机不畅，致胸腹痛、背亦彻通。

③寒为太阳之本气，病者通身寒冷，为邪犯太阳本气。

④太阳行身之背，风中于背，经气不舒，卒闭，项背强几几，甚者角弓反张，手足抽掣，汗出恶风者。

⑤脑后为太阳经脉所注，风寒之邪，逆于脑后，抑郁成疮。

⑥周身毛窍，是太阳寒水化气出路，风寒之邪外干，逆于皮肤，郁滞生热，周身作痒，时而恶风。

⑦足跟痛，痛彻腰股，寒邪内闭太阳经循行之路所致。

⑧太阳之邪，逆于少阳、阳明地位，小儿腮肿，发颐，发热恶风。

⑨小儿发热痘出，必得太阳真气鼓动，方能引痘外出。

⑩虚人患痢，邪陷于下，表气不通，发热，下利，恶风，日数十行者，服本方宣风外出，使太阳之气升而不陷，则里气自顺，故痢可愈。

⑪虚人疟疾，久不已，寒热不止者。

【原按】桂枝汤方治上证，用之恰当，效若桴鼓，大抵以太阳经外证为主。至于其中回澜法、知微法、兼治法，有涉及某些内脏疾患之证，亦宜要以病在初期，病情单纯，病势不甚而又是本方适应之外证脉象，方可投本方，以滋阴和阳、调理荣卫，促进内脏功能调整，制止其病势蔓延和发展，借收间接治疗之效。

2. 桂枝加桂汤

本方即桂枝汤加桂枝二两。

【组成】桂枝五两（去皮） 芍药三两 甘草二两（炙） 生姜三两（切） 大枣十二枚（擘）

上五味，以水七升，煮取三升，去滓，温服一升。本云：桂枝汤，今加桂满五两。所以加桂者，以能泄奔豚气也。

【方义】本方即桂枝汤加桂枝二两，桂枝的剂量共五两。此是治太阳表证未解，发为奔豚的主方，即于桂枝汤内更加桂枝二两，解外止冲以治奔豚，温阳祛寒，平冲降逆。

奔豚是指气从少腹上冲心胸，心下悸，短气急迫不能耐，起卧不安，有发作性。桂枝汤证上冲很甚者，用桂枝汤原方加桂枝二两。若肝气上逆，本方无效。桂枝加桂汤，治阴邪上攻。桂枝加芍药汤，治阳邪下陷。

【运用】

（1）桂枝汤证头剧痛甚者，本方加桂枝。

（2）若腹中阴气甚，桂枝改用肉桂，以桂枝气薄上行而发表；肉桂气厚，下行温肾而消阴翳。

（3）歇斯底里病发，若有奔腾气块物自少腹急起，向心冲击刺痛，本方加肉桂。

（4）积聚发作，气上冲胸，本方兼用硝石大丸。

【附记】

硝石大丸

方药如下：调味承气汤加大黄八两、硝石六两、甘草二两、人参二两，各细末，以食醋先煮大黄，次入人参、甘草，煮入饴状，纳硝石为丹。

【说明】少腹痛以渐上攻而生心下，不能认作奔豚证，妄投本方贻祸。奔豚证是气，无形；若为积毒有形上攻，证极危险，如系实证可考虑用硝石大丸攻下。

3. 桂枝加芍药汤

本方即桂枝汤加芍药三两。

【组成】桂枝三两（去皮） 芍药六两 甘草二两（炙） 生姜三两（切） 大枣十二枚（擘）

上五味，以水七升，煮取三升，去滓，温分三服。本云：桂枝汤，今加芍药。

【方义】本方即桂枝汤将芍药的剂量加重一倍，芍药为六两。芍药有敛阴活血的作用，主治挛急，治腹满疼痛效果很好。柯琴说："芍药泻脾，是太阴气分下药，下利腹痛，热邪为患，宜芍药下之。下利腹痛为阴寒者，非芍药所宜矣。"

本方治桂枝汤证，腹部拘挛剧甚，腹筋挛急，按之如按鼓皮。

【运用】

（1）虚人外感头痛发热，汗出吐利腹痛。

（2）表邪未罢误下，邪气入里，腹满时痛，脉虚弱，是脾虚不可再下，宜本方以止其痛。

（3）妇人伤寒，中风，自汗，头痛，项背强，发热恶寒，脉浮而缓，恐热入血室，可用本方。

（4）奔豚气发，腹中拘挛剧甚者。

（5）宿有癥瘕痼癖，因痢疾引起固有之毒作腹痛，宜以本方为主剂，酌加一二味对证之药。

（6）宿食腹痛吐泻以后，为痢毒既解，又腹痛不止的。

（7）有桂枝汤证，腹拘挛剧甚疼痛，或遍身拘挛疼痛者。

4. 桂枝加大黄汤

本方一名桂枝加芍药大黄汤，即桂枝汤加芍药三两、大黄二两。

【组成】桂枝三两（去皮）　大黄二两　芍药六两　甘草二两（炙）生姜三两（切）　大枣十二枚（擘）

上六味，以水七升，煮取三升，去滓，温分一升，日三服。

【方义】本方即桂枝汤加芍药三两、大黄二两，一名桂枝加芍药大黄汤。阳邪误下，陷入阳明，以大黄攻其阳明实热，除腐秽，治腹痛；桂枝举下陷的阳邪，以解肌表；白芍敛阴和里；甘草缓中；姜、枣使营卫振发，则阳邪不自内陷，而腹大实痛自除。此是兼表兼下，为温下法。

【运用】

（1）外感脉浮，头痛恶寒，腹痛剧甚属实者。

（2）杂病关脉实，腹痛大便秘，按之痛为实痛者。

（3）痢疾初起，有表证腹痛，而里急后重不甚者。

（4）小儿宿食不化，有腹痛者。

【说明】误下阳邪不解，因而腹痛，为大实痛。大实痛即痛无已时，兼有不可按、不可柔的状况。换句话说，本方证就是桂枝加芍药汤证，并有停滞，按之腹部诉痛。

5. 桂枝加葛根汤

本方即桂枝汤加葛根四两，桂枝、芍药各减一两。

【组成】葛根四两　桂枝二两（去皮）　芍药二两　生姜三两（切）甘草二两（炙）　大枣十二枚（擘）

上六味，以水一斗，先煮葛根减二升，内诸药，煮取三升，去滓，温服一升。覆取微似汗，不须啜粥，余如桂枝法将息及禁忌。

【方义】本方是桂枝汤加葛根四两，桂枝、芍药各减一两。本方证是邪入太阳经输，表虚汗出。经输是太阳直行经脉，与肌络的横行不同。太阳经输在背，邪在肌表，而不入经输的，为桂枝汤证；若兼入经输的，则为桂枝加葛根汤证，以葛根能宣通经脉，输津液上达，濡养经输，故项背强痛可愈。

【运用】

（1）外感发热，恶寒汗出，恶风，项背强急者。

（2）治桂枝汤证，项背强几几，如短羽之鸟，伸颈欲飞而不能飞的病状。

（3）小儿惊风发热汗出，恶风，项背急痛，初期脑症状不甚者。

【附记】

《金匮要略》载："太阳病，其证备，身体强几几然，脉反沉迟，此为痉，栝楼桂枝汤主之。"栝楼桂枝汤为桂枝汤加瓜蒌根二两。本证称柔痉，是风寒闭郁太阳，阳气不能伸张，身体强直几几然。重者寒气内侵，逼迫心包，神识呈现半昏迷状态，但无其他脑症状，宜投此方，解表散寒。又风寒闭郁三阳经，内热已起，逼迫心包，神识呈现半昏迷状态，也不可作邪陷心包治疗，宜仿此意，投柴葛解肌汤（柴胡、葛根、白芷、羌活、桔梗、甘草、芍药、石膏、黄芩、生姜、大枣）透解气分肌热。

6. 桂枝加厚朴杏子汤

本方即桂枝汤加厚朴二两、杏仁五十枚。

【组成】桂枝三两（去皮）　芍药三两　甘草二两（炙）　生姜三两（切）　大枣十二枚（擘）　厚朴二两（炙，去皮）　杏仁五十枚（去皮尖）

上七味，以水七升，微火煮取三升，去滓，温服一升，覆取微似汗。

【方义】本方为桂枝汤加厚朴二两、杏仁五十枚而成。肺合皮毛，皮毛为太阳所司，太阳表邪不解，内有肺气郁阻，厚朴能消痰下气，杏仁主咳逆上气，是本方以桂枝汤解表，用杏仁、厚朴降冲逆而破壅塞，为解肌发表、降逆定喘的温方。

【运用】

（1）素有喘证，因外感发作，病有痼疾，以卒病而痼疾加剧，治卒病时，当兼顾痼疾。

（2）误下后微喘，里虚表邪入里而上逆，里气适虚而下夺，上下交争，肺气不利，以表尚在不解表，则邪转内攻，而喘不可定。

（3）表邪未解，涉里作喘，自汗，胸膈不利，上喘息高，渐至昏困。

（4）治桂枝汤证，而胸满微喘者。

7. 桂枝加芍药生姜人参汤

本方即桂枝汤加芍药、生姜各一两，人参三两。

【组成】桂枝三两（去皮） 芍药四两 甘草二两（炙） 人参三两 生姜四两（切） 大枣十二枚（擘）

上六味，以水一斗二升，煮取三升，去渣，温服一升。本云：桂枝汤，今加芍药、生姜、人参。

【方义】本方为桂枝汤加芍药、生姜各一两，人参三两。本方治汗后内阳外越、荣阴隧虚。荣主血，血少则经隧窒涩，卫气不流通，故身疼痛，与中寒证之身疼痛、脉沉迟、阳不外达，当须区别。本方倍芍药、生姜养荣血，从阴分宣阳，加人参托阳分长阴，血无气领不自归经，血不归经，不能生养，因而中阳振复，荣卫调和，大气周流，通行内外。

【运用】

（1）发汗后，身疼痛，脉沉迟，是汗后亡阳，阳虚体寒，没有阳气以温暖筋骨，以致荣血凝涩，身体疼痛，与表邪盛无汗，身疼痛，脉浮紧，当区别开。

（2）霍乱吐利止而身痛不休，正气欲去，病邪出表，当消息和解其外，宜桂枝汤或本方治疗。

（3）治体虚过汗，身疼痛，脉沉迟，又治桂枝汤证而心下痞硬，或拘挛及呕。

（4）老人便秘，冲气上逆很甚，目眩，面色如醉，身体麻痹冷痛，不能卧，心下痞，少腹无力。

（5）麻疹发热，二三日身热骤退，口鼻清冷，四肢微厥，头出冷汗，时或呕逆，心下停滞膨满，脐腹拘急，这是正气不足，虚寒阳不宣达，表气不充，投本方。

8. 桂枝去芍药汤

本方即桂枝汤去芍药。

【组成】桂枝三两（去皮） 甘草二两（炙） 生姜三两（切） 大枣十二枚（擘）

上四味，以水七升，煮取三升，去滓，温服一升。本云：桂枝汤，今去芍药，将息如前法。

【方义】本方即桂枝汤原方去芍药之阴柔，取桂枝、生姜解表宣阳之意，甘草、大枣和中。

促脉不是阳盛，是有短促停歇的意思，以前药的力量太暴，其脉于一日半日间往往有间歇。桂枝加芍药汤，是腹满倍芍药，以和腹中之气；胸满去芍药，是专重桂枝的力量，以复胸中阳气。阳气被抑而未复，仍当从阳，因而去芍药。

【运用】

（1）外感气上冲，头部疼痛，胸满脉促。

（2）感冒神经衰弱，心悸不眠。

（3）心脏病轻症，胸部左侧下沿搏动甚者。

（4）肺结核初起，阴阳气血未有衰减象征，喘息胸满，咯血不甚，无阴虚火炽，有本方证的，可权衡一时，暂投本方，以缓病势。

【说明】本方证有腹力脱弱、上冲证增剧、心下部无拘急的脉促胸满，与桂枝汤的气上冲、未至腹力脱弱、心下部有拘急的不同。若喘而胸满，或痛，或胁下痞硬等症，本方都不能治疗。本方适用于阳虚于内、胸满不舒，是振阳气、散阴霾的温方。

9. 桂枝去芍药加附子汤

本方即桂枝去芍药汤加附子。

【组成】桂枝三两（去皮） 甘草二两（炙） 生姜三两（切） 大枣十二枚（擘） 附子一枚（炮，去皮，破八片）

上五味，以水七升，煮取三升，去滓，温服一升。本云：桂枝汤，今去芍药，加附子。将息如前法。

【方义】本方为桂枝去芍药汤加附子，即前方加附子扶其阳气，以治其微恶寒。阳亡于外，宜引它的阳气入内，芍药必须取用；阳衰于内，应振它的阳气以自立，就当去芍药加附子温经复阳。

【运用】

（1）外感气上冲，头疼痛，胸满脉促兼阳虚恶寒。

（2）下后阳虚，表邪渐入而客于胸中，与桂枝汤去芍药以散客邪。若微见恶寒，是肾阳不足，恐生姜、桂枝力薄不能散邪，加辛热附子，则为纯阳的方剂。

10. 桂枝加附子汤

本方即桂枝汤加附子。

【组成】桂枝三两　芍药三两　甘草二两（炙）　生姜三两（切）大枣十二枚（擘）　附子一枚（炮，去皮，破八片）

上六味，以水七升，煮取三升，去滓，温服一升。本云：桂枝汤，今加附子。将息如前法。

【方义】本方即桂枝汤加附子，有温经复阳、复阳固表、祛风敛液的作用。用桂枝汤调和营卫以解其外，加附子温经复阳，复阳以固表。

附子其禀雄壮气质，有斩关夺隘的作用，能回阳止汗、祛湿遣风、强筋壮气。故方以附子加入桂枝汤中，大补表阳，表阳密固，漏汗自止，恶风自罢，津生阳回。因小便自利、四肢柔和，可知桂枝、附子同服，能止汗回阳。

【运用】

（1）太阳病发汗，遂漏不止，卫阳虚损，其人恶风，小便难，四肢微急，难以屈伸。

（2）得太阳病，因发汗，汗出不止，呈失水倾向，其脉浮大，恶风，小便涩，足腓肠肌挛曲不伸。

（3）伤寒发热头痛，有汗恶风，汗不止而为漏风，间有发汗而为痉。

（4）风湿性骨节疼痛，具有本方证。

（5）虚劳阳虚自汗，微有恶寒现象。

（6）中风口眼㖞斜，四肢不遂，居常唾涎，语言难通，本方加白术。

（7）老人手足麻痹，不觉痛痒，头重小便不利，舌有黑苔，饮食如平日。

（8）湿疮迁延岁月，其始身痛，四肢不仁，状类瘫痪，不能坐，干咳，此为血咳，非痨瘵，本方加白术。

（9）病后肘难屈伸，右直腹筋挛急，四肢沉惰，时有冲气上逆。

（10）治产后虚，汗出不止，恶风，小便难，四肢微急，难以屈伸。

（11）患头重微痛，鼻中冷，清涕不止，心下至少腹右直腹筋挛急，脉微细，饮食如常，本方加苓、术。

（12）周身疼痛，足跟更甚，变为大热，手不可近，欲浸冷水中，腹部虚软无实象，是阳虚发热，加白术。

（13）痿弱是血气不和，所以虽知痛痒而举甚难，宜和血顺风，投本方。

（14）结毒，病深日久，筋骨疼痛。

（15）诸疮疡痈疽，病历日久，阳气虚弱，瘀脓不尽，新肉不生，迁延难愈。

【说明】凡用附子剂，若内有虚热者宜凉服，可免发生呕吐。服后遇有发热口渴、舌燥、小便短赤等症，为阳回佳象，不可疑虑。

本方用于桂枝汤证，汗出过多，恶风寒甚，四肢挛痛拘急。因发汗太过，津伤阳损，卫外阳气亡失，为求招纳亡阳、散寒止汗，故用治卫阳虚的温热方。

11. 桂枝附子汤

本方即桂枝去芍药汤加附子，桂枝、附子重用。

【组成】桂枝四两（去皮）　附子三枚（炮，去皮，破）　生姜三两（切）　大枣十二枚（擘）　甘草二两（炙）

上五味，以水六升，煮取二升，去滓，分温三服。

【方义】本方药味与桂枝去芍药加附子汤相同，但重用桂枝、附子，桂枝多一两，附子多二枚，有祛风除湿、温经散寒的作用。

风、寒、湿三气合而为痹，病在表而不在内，桂枝能祛风，在表散寒，故略重它的分量，配辛热之附子以除湿气，再以甘草、姜、枣，缓中和营，使风湿两邪，并可解散。桂枝去芍药加附子汤，治下后脉促，胸满而恶微寒，是病在半表，仍当用桂枝为君，附子为佐。此方证为风湿相合，而相搏于表，当从君二臣三的配制，所以着眼于桂、附并重。这是药同异治需理解的地方。

【运用】

（1）伤寒八九日，风湿相搏，身体疼烦，不能自转侧，脉浮虚而涩。

（2）中风（脑出血）初发，不论虚实，本方加大黄棕榈叶，可使止血、回阳、降冲气。

（3）高血压，四肢冷，恶寒甚者，本方能使其体躯温暖，头部充血减少，肝阳不亢。

（4）产妇失血过多而厥冷者，为阳虚肢厥，投本方以回阳生阴。

【说明】本方与桂枝去芍药汤方不同的地方，为桂枝略重而附子重至三倍。桂枝去芍药汤方主治脉促，胸满，微恶寒；本方主治身体疼烦，不能转侧，以及上冲难降、脉浮涩，用于风湿、痛风、痹痛一类的疾病。

12. 桂枝附子去桂加白术汤

本方一名白术附子汤或附子白术汤。

【组成】附子三枚（炮，去皮，破） 白术四两 生姜三两（切） 甘草二两（炙） 大枣十二枚（擘）

上五味，以水六升，煮取二升，去滓，分温三服。

初一服，其人身如痹，半日许，复服之，三服都尽，其人如冒状，勿怪。此以附子、白术，并走皮内，逐水气未得除，故使之耳，法当加桂四两。此本一方二法：以大便硬，小便自利，去桂也；当大便不硬，小便不利，当加桂、附子三枚，恐多也。虚弱家及产妇，宜减服之。

【方义】本方为桂枝附子汤去桂、加白术，即附子白术汤。本证因风邪已去，不须再通阳，故去桂；加白术，专注健脾行湿。

风气胜者为行痹，寒气胜者为痛痹，湿气胜者为着痹，此身痛而不能转侧，而大便硬，小便不利，是风少而寒湿胜。白术专主健脾，能使湿化，而大便实，湿行而大便润。甘草益气缓中，姜、枣和营卫。俾湿化，而营卫调和，又必赖附子雄壮的力量，以行痹气的固着，但附子治在下焦，故必同桂枝始能令在表的痹气散。

桂枝附子汤是上、中二焦的表剂，去桂加白术汤是中、下二焦的表剂，白术附子汤仍加桂枝是通行上、中、下三焦的表剂。

【运用】

（1）伤寒八九日，风湿相搏，身体疼烦，不能自转侧，不呕不渴，脉浮虚而涩，若其人大便硬，小便不利，为本方证。

（2）治寒厥暴心痛，浮微气弱。

（3）六七月间，中湿头痛，发热恶寒，自汗遍身疼痛，本方去大枣，而以术、附、甘草共为末，每服五钱，姜水煎，热服。

（4）慢性肾炎，身及四肢水肿，阳虚无湿热，投本方须加茯苓。

【说明】本方用于桂枝附子汤证，大便硬，小便不利，气不上冲。身如痹者，因风湿阴凝之邪气，初服通阳的药物，其气痹结难开，故而如冒状，此是瞑眩，药与邪争，药力不胜，仍加桂枝以宣通经络。本方并治寒湿、痛风、浮肿等阳虚脾气不化致身重湿着者，为扶阳行痹、崇土祛湿的温热方剂。

13. 甘草附子汤

本方一名四物附子汤，为桂枝附子汤加白术，去姜、枣，亦为茯苓桂枝白术甘草汤去茯苓、加附子。

【组成】甘草二两（炙） 附子二枚（炮，去皮，破） 白术二两 桂枝四两（去皮）

上四味，以水六升，煮取三升，去滓，温服一升，日三服。初服得微汗则解，能食。汗止复烦者，将服五合（一合约为20毫升）。恐一升多者，宜服六七合为始。

【方义】甘草附子汤一名四物附子汤，为桂枝附子汤加白术，去姜、枣，亦为茯苓桂枝白术甘草汤去茯苓、加附子。

甘草附子汤，有两表两里的偶药，风淫于表，湿流关节，治宜两顾。白术、附子顾里胜湿，桂枝甘草汤顾表胜风，为苓桂术甘汤去茯苓而易以附子。用术、附逐湿气，治身体微肿。桂枝合附子，温运血行，治恶风不欲去衣。甘草能缓急止痛，附、草合用，更能发挥缓解拘挛疼痛的功效。

【运用】

（1）风湿相搏，骨节疼烦、掣痛，不得屈伸，近之则痛剧，汗出短气，小便不利，恶风不欲去衣，或身微肿者。此其人素有湿气，因感冒风邪，风邪与湿气相搏，表里症剧，内寒特甚。

（2）痛风，历节风，手近之则痛剧者。

（3）治胸中痞，短气，膈膈发声，膈中有结积惊恐不去，这是寒冷之气聚结胸膈，宜用本方温散。

（4）腰背疼痛，通身肿，心多满，手足麻痹，本方加生姜。

（5）治痿证，两足软弱不举，麻木不仁，投本方大辛、大甘，以守中复阳，中宫阳复，转熟如常，则痿证可瘳。

（6）慢性淋病性关节炎，膝肿剧痛，经治疗后常复发，每遇气候阴湿，或劳动而发作，发时转动不得，膝胫浮肿，小便不利，脉沉细，微恶寒，舌苔厚腻，本方加土茯苓、生薏苡仁，服十剂可免复发。

【说明】桂枝附子汤证，风湿在表，在外利其速去，用附子三枚，分三服。甘草附子汤半入里，入里者妙在缓攻，用附子二枚，初服五合（一合约为20毫升），恐一开为多，宜服六七合，似此服法，总示人不可尽剂的意思。服此方脉必沉而细，若浮大而盛，则风多而湿少，附子须慎用。

14. 桂枝去芍药加蜀漆牡蛎龙骨救逆汤

本方一名桂枝救逆汤，即桂枝汤去芍药汤，加蜀漆、牡蛎、龙骨。

【组成】桂枝三两（去皮） 甘草二两（炙） 生姜三两（切） 大枣十二枚（擘） 牡蛎五两（熬） 蜀漆三两（洗去腥） 龙骨四两

上七味，以水一斗二升，先煮蜀漆，减二升，内诸药，煮取三升，去滓，温服一升。本云：桂枝汤，今去芍药，加蜀漆、牡蛎、龙骨。

【方义】本方一名桂枝救逆汤，即桂枝汤去芍药汤，加蜀漆、牡蛎、龙骨。伤寒以火迫劫汗，亡其阳津，外不能解，火邪内攻，肝风动就惊，心火乱就狂。肝藏魂，心藏神，神魂不宁，就起卧不安，所以用桂枝汤去芍药的酸敛，加蜀漆清膈上的痰涎，牡蛎、龙骨摄心肝气逆，以止惊狂。因亡中、上焦之阳，神气浮越，龙、牡性钝滞，仍借桂枝清阳，色赤入心为佐使，甘草、姜、枣和中调荣卫，合桂枝以祛余邪，以其阴阳之气乖逆，故名救逆汤。

【运用】

（1）伤寒脉浮，医以火迫劫之，亡阳，必惊狂，卧起不安者。

（2）上冲痰气，逼逐于心胸，胸腹动剧。

（3）汤火伤，烦闷疼痛。

（4）灸疮有发热现象。

（5）彻夜不寐，虽一日亦不得瞑，及于五六夜时，必发狂。

（6）禀性薄弱，色欲过度，精血耗减，面无血色，身常有微热，四肢倦怠，唇口干燥，小腹弦急，胸腹动甚。

（7）妇人心气郁结，胸腹动甚，寒热交作，经行常愆期，多惊惕，爱做梦，神情恍惚，身体渐就羸瘦，其状却是痨瘵。

（8）少年患遗尿，百治罔效，由下元虚寒，小便清冷，脐下有动气，易惊，两足微冷，投本方兼服八味丸。

（9）治老人溺闭和遗尿，服诸药不效者，可投本方。

（10）肝虚欲脱的疟疾，本方可治。

【附记】

（1）《金匮要略》载桂枝龙骨牡蛎汤，为桂枝汤原方加龙骨、牡蛎各三两。本方治失精家，少腹弦急、阴头寒、目眩发落、脉极虚芤迟为清谷亡阳，失精为阴阳两虚以阳虚为主，此方主之。本方又可治下焦虚寒引起的少腹拘急，脐下动悸的遗溺证，亦颇有效。《小品方》云："虚弱浮热，汗出者，除桂加白薇、附子各三分，故曰二加龙骨汤。"其以阴阳两虚、盗汗为主症，此二方与桂枝去芍药加蜀漆龙骨牡蛎救逆汤各别。

（2）汤火伤以牡蛎一味，细末，麻油调涂，火毒即去。

【原按】桂枝去芍药汤证，冲气剧而为胸腹动气，有发狂、起卧不安的状态，并治神经衰弱、足冷、耳鸣、遗精、忧郁，为安神镇逆的温剂。蜀漆即常山苗，味辛性暴悍，主胸中痰气邪结；虚人不宜用（蜀漆），宜代以茯苓；热盛者尤宜代以白薇、牡蛎、龙骨。若取它们收涩的性质，可以煅用；若取用滋阴敛火，或取收敛，兼取其开通，都宜生用。

15. 桂枝去桂加茯苓白术汤

本方即桂枝汤去桂枝，加茯苓、白术。

【组成】芍药三两　甘草二两（炙）　生姜三两（切）　白术三两　茯苓三两　大枣十二枚（擘）

上六味，以水八升，煮取三升，去滓，温服一升。小便利则愈。本云：桂枝汤，今去桂枝加茯苓、白术。

【方义】本方即桂枝汤去桂枝，加茯苓、白术，茯苓、白术重在健脾利水，姜、芍有散邪导水之力，佐甘、枣效培土制水之功。桂枝去芍药汤是因胸满，阳虚于内，用桂枝扶太阳之气以出入，恐芍药苦泄，缓其甘入之势，故去之。本方证是心下满微痛，乃邪陷于里，气不输转，方中生姜、大枣辛甘化阳，芍药、甘草苦甘化阴，有茯苓、白术行水，既非阳衰于内，何虑芍药苦泄。

【运用】

（1）服桂枝汤，或下之，仍头项强痛，翕翕发热，无汗，心下满微痛，小便不利者。

（2）治桂枝汤证，心悸，小便不利，四肢肌肉聂聂而动，气不上冲者。

（3）疹子未透发热，有留饮凝结于里，腹气不和，表气不通者。

（4）慢性肾炎、心脏病等浮肿，小便不利。

【原按】心下满，微痛似结胸，但小便不利一症乃停饮（水气凝结）所致。桂枝长于解肌，而不长于利水，其证无汗，是里气阻，碍表气，急在泄饮，不宜桂枝解肌，去桂枝则药力专于内而利小便，小便利则停饮去，是里和而表自解，里气自无阻碍之变。本方为调营化气、崇土行水的温剂。

本方亦有去桂去芍的说法，若表证重于里证，停饮不甚，可斟酌病情使用。

本方也有主张去芍药留桂枝以利水者，方中去芍药始符治太阳表证，殆与喘家加厚朴、杏子同义。

16. 小建中汤

本方即桂枝加芍药汤加胶饴一升。

【组成】桂枝三两（去皮） 甘草二两（炙） 大枣十二枚（擘） 芍药六两 生姜三两（切） 胶饴一升

上六味，以水八升，煮取三升，去滓，内饴，更上微火消解，温服一升，日三服。呕家不可用建中汤，以甜故也。

【方义】本方即桂枝加芍药汤加胶饴一升，名曰"小"者，乃因本方药性温和，半为解表，半为固中。桂枝散寒，甘草、饴糖助脾安悸，白芍泻火除烦，取酸苦以平厥阴之火，辛甘以缓脾家之急。桂枝汤中桂枝、芍药等分，以芍药佐桂枝而治卫气。小建中汤中芍药多而桂枝减少，以桂枝佐芍药而益其营气，为温中补虚、泻中寓补的温剂。

【运用】

（1）伤寒，阳脉涩，阴脉弦，法当腹中急痛。

（2）伤寒二三日，心中悸而烦。心悸者气虚，烦者血虚，中气虚弱，虽有表证，不可发汗，宜先培本，后治标。

（3）虚劳里急，悸，衄，腹中痛，梦失精，四肢酸痛，手足烦热，咽干口燥。（《金匮要略》）

（4）男子黄，小便自利，当与虚劳小建中汤。（《金匮要略》）

（5）妇人腹中痛，小建中汤主之。此腹痛是中气虚弱，时喜屈卧，喜温罨、手扪，着寒则易痛，脉迟者。

（6）四肢惫惰，有时心腹切痛，居常郁闷，意志不乐，腹皮挛急，按之不弛。

（7）腹痛不可忍，按轻却痛，按重则愈，气痛不可下，下之则愈甚，此属虚寒，服热药并针灸不瘳者，本方加远志肉。

（8）患者面色如土，息短，腹中有物，时时冲心。

（9）久患头痛，立则晕倒，自心下至小腹，拘挛如绳索。

（10）劳伤，黄胖，神疲，是脱力虚黄，宜服本方。

（11）肠鸣泄泻，腹痛，里虚有寒，当温中散寒。

（12）痢疾，不分赤白久新，但腹中大痛者，其脉弦急或涩，浮大按之空虚，或举按皆无力。

（13）膈气病，脾胃不足，阳气在下，浊气在上，痰气壅塞膈上，饮食难入，脉弦者。

（14）肉瞤筋惕，或头眩，心悸甚者，本方加茯苓。

（15）头面畏寒，头面阳气独盛，能耐寒，今不能耐寒，是阳虚，宜温补其阳。

（16）形寒饮冷，咳嗽兼腹痛，脉弦者，本方加桔梗，以提肺气之陷。

（17）寒邪在肺，中气不足之喘证。

【附记】虚劳里急诸不足，阳虚自汗者，加黄芪，名黄芪建中汤；脉沉，足冷者，加附子，名附子建中汤；血虚，腹痛者，加当归，名当归建中汤。

【原按】治中气虚而腹中引痛，凡少腹皮拘急，或强按无抵抗力，虽为积聚、腹痛等证，宜本方以和血缓急迫之意，用之无不见效。又全身、腹中无力，而有凝滞者，本方均效，为治一切阳虚总方。可取此一方，治百十余种阳虚证候，无不立应，但阴虚火旺、呕家嗽证、痰火、吐蚘及中满者，与气郁、痰食、湿热等有余之邪，均不宜服。

二、桂枝甘草汤类

本类计五方，本类方剂治疗范围为太阳半表半里证，其性质已不纯为太阳表证，其病位多在胸中、心下至少腹部，以水饮为主要目标而用之。

桂枝甘草龙骨牡蛎汤为温补安神，治证属虚寒，胸腹有动急迫者；茯苓桂枝白术甘草汤，治阳虚而动肾水的证候，此为水与气相伴而上冲之征，右腹部疼痛，因水停中焦用白术；茯苓桂枝甘草大枣汤，水停下焦，故倍茯苓，此方长于健胃镇呕，治腹证上位按之则痛。

17.桂枝甘草汤

【组成】桂枝四两（去皮）　甘草二两（炙）

上二味，以水三升，煮取一升，去滓，顿服。

【方义】本方以桂枝为主，独任甘草为助，以补心阳，则汗出多者，不至于亡阳。阳受气于胸中，用桂枝以补之，恐其轻扬走表，特佐甘草以留恋其中。大量桂枝顿服，以收缩浅层血脉，血压不至于低落，而心悸亢进自止。本方治汗出过多、心液虚、心气馁，为制甘温补心的轻剂。

【运用】

（1）发汗过多，其人叉手自冒心，心下悸，欲得按者，桂枝甘草汤主之。（《伤寒论》）

注：心下悸欲得按，由气液两虚，中空无倚，惕惕然不能自主，其虚在膻中，故必须补阳气生心液为法。

（2）参《精神病广义》，患者心悸重症，日夜叉手按心，恐怖震栗，失其常度，有似神经错乱。

（3）参《肘后备急方》，治寒疝来去，每发绞痛方，即本方加牡蛎。

（4）参《证治大还》，治生产不快，或死腹中，桂枝一握，甘草三钱，水煎服。

（5）参《备急千金要方》，治口中臭方，桂枝、甘草各等分，二味末之，临卧以三指撮，酒服，二十日香。

【说明】本方治上冲急迫，心悸亢进，脉急促，心脏及心下部悸动，腹部悸动亦甚。本证心悸亢进异于实证，以不伴血压升高为常，本方自身实用价值较少。

18. 桂枝甘草龙骨牡蛎汤

本方即桂枝甘草汤加龙骨、牡蛎。

【组成】桂枝一两（去皮）　甘草二两（炙）　牡蛎二两　龙骨二两

上四味，以水五升，煮取二升半，去滓，温服八合（一合约为20毫升），日三服。

【方义】本方即桂枝甘草汤加龙骨、牡蛎。以桂枝、甘草和表缓急，以牡蛎、龙骨镇惊狂之动气，则烦躁自止。本方较救逆汤为轻，简而切当，但烦躁乃惊狂卧起不安之渐，故用四物汤以扶阳安神，不用姜、枣温补，不用蜀漆辛快，以病轻到药轻。本方治烦躁不宁、心悸动甚，有养心安神的功效。

【运用】

（1）火逆下之，因烧针烦躁者，桂枝甘草龙骨牡蛎汤主之。（《伤寒论》）

（2）肝寒魂怯，梦寐惊扰，难于安眠者。

（3）面白少气，食减体倦，自觉心中空虚，惕惕而动，甚则浮肿喘息，形寒肢冷，舌质淡白，脉象虚弱，此为心阳虚衰，不能摄养心神所致，治宜温阳定悸。（《中医内科学讲义》）

【说明】本方治桂枝甘草汤证，而胸腹有动急迫者。柯氏谓："病伤寒者，多烦躁惊狂之变，大抵用白虎、承气辈，作有余治之。然此症属实热者固多，而属虚寒者间有，则温补安神之法，不可废也。更有阳盛阴虚而见此症者，当用炙甘草汤加减，用枣仁、远志、茯苓、当归等味（安神）。"

19. 茯苓桂枝白术甘草汤

本方即桂枝甘草汤加茯苓、白术。

【组成】茯苓四两　桂枝三两（去皮）　白术二两　甘草二两（炙）

上四味，以水六升，煮取三升，去滓，分温三服。

【方义】本方即桂枝甘草汤加茯苓、白术。桂枝温通经脉，平冲逆，配甘草可以除风冷疼痛而制动气，配苓、术可以利水气而治眩悸，以里水外行而疼痛，不发热汗出，为苓、术所主。本方平冲、定悸、健胃、利水，为胸虚邪陷、逆满上冲、涤饮与扶阳并施的温方。

【运用】

（1）伤寒，若吐若下后，心下逆满，气上冲胸，起则头眩，脉沉紧，发汗则动经，身为振振摇者，茯苓桂枝白术甘草汤主之。（《伤寒论》）

（2）心下有痰饮，胸胁支满，目眩，苓桂术甘汤主之。（《金匮要略》）

（3）夫短气，有微饮，当从小便去之，苓桂术甘汤主之。（《金匮要略》）

（4）水饮，头昏眼花，不耐久视，久视则昏暗不清晰，或生云翳，

或赤痛多泪（眼患为水疱性结膜炎），心下悸，脉眩者。（《伤寒论方解》）

（5）参考《皇汉医学》，卒厥之病，其脉平者，多属痫。卒厥发时顿仆，不省人事，气上冲咽喉，头目眩晕，自觉如蒙被状，周身经脉时时跳动，手足振掉。

（6）脐下有动悸，时时迫于心下，眩冒欲卒倒，头中常如戴大石，上盛下虚，不得健步，余与苓桂术甘汤，兼用妙香散。（《皇汉医学》引《橘窗书影》）

（7）郁冒上逆，平常善惊，闻足音跫然即惊悸、怵惕，故不欲见人，常独处深闺。（《皇汉医学》引《成绩录》）

（8）心下逆满，气起上冲于胸，则头眩者。（《皇汉医学》引《方舆輗》）

（9）耳聋冲逆，甚而头眩者。（《皇汉医学》引《方机》）

（10）痿躄（癖）……体肉瞤眼动，上气殊甚，可服本方，动气甚者可加铁屑、牡蛎。（《皇汉医学》引《建殊录》）

（11）腰痛，大便时每下血合余，面色鲜明，立则昏眩，本方加五灵脂。（《皇汉医学》引《生生堂治验》）

（12）脘痞便溏，苓桂术甘妙。（《伤寒论类方汇参》）

（13）苓桂术甘汤，治胸膈支饮上冲，目眩，及睑浮肿者。（《眼科锦囊》）

（14）患头疮，瘥后，两目生翳，卒以失明，（中略）诊之上逆心烦，有时小便不利，作苓桂术甘汤及芎黄散（芎黄散一名应钟散）而杂进之。（《建殊录》）

（15）凡慢性胃病，手指不温，时觉形寒，或寒微热，或不发热，口淡，短气，头眩，气上冲胸，胸胁逆满，心下悸，小便不利，舌苔薄白，脉弦者。（《伤寒论方解》）

（16）神经性心脏病，慢性肋膜炎之积水、气逆、小便不利。（《古方临床之运用》）

（17）神经性高血压，头晕目眩，眼结膜炎，慢性胃炎，轻性脚气等。（《古方临床之运用》）

【原按】阳虚而动肾水的证候，较真武汤为轻，以伤寒邪解，而饮发之证。饮停于中则满，逆于上则气冲而头眩，入于经则身振振而动摇。腹内无充实之毒，心下逆满，谓自下方向心下部而作满，由气上冲。此与桂枝去芍药汤之胸满同理，惟桂枝去芍药汤的胸满为但气上冲。此为水与气相伴而上冲之征，必发于右腹部，多随同侧直腹筋而上，常不凭左侧而现，其胸胁支满，亦在于右肋弓下，虽头痛时亦右侧痛而左侧不痛，或右侧比左侧痛甚。

20. 茯苓桂枝甘草大枣汤

本方即桂枝甘草汤加茯苓、大枣。

【组成】茯苓半斤　桂枝四两（去皮）　甘草二两（炙）　大枣十五枚（擘）

上四味，以甘澜水一斗，先煮茯苓，减二升，内诸药，煮取三升，去滓，温服一升，日三服。

作甘澜水法：取水二斗，置大盆内，以杓扬之，水上有珠子五六千颗相逐，取用之。（注：甘澜水一名劳水，取其味甘润下，性质柔弱，不助水邪之意。）

【方义】本方即桂枝甘草汤加茯苓、大枣，亦为苓桂术甘汤去白术加大枣倍茯苓。《神农本草经》言茯苓："主胸胁逆气，忧恚，惊邪，恐悸。"可见茯苓确实具有镇静安神的作用，本方中茯苓作为主药先煮取，其功先下伐肾邪。大枣用至十五枚，当然有其重要意义，大枣能治挛引强急、动悸镇惊等。脐下悸与心下悸之"悸"同，而"地"不同，同为有水邪使悸，心悸其常，脐下悸不多见，脐下悸要以脐下觉有歉然不足之处，而时有睏动是其证候。治以茯苓治水为主；佐以甘草和中益胃，桂枝升阳祛邪，两药相助，能够通血脉、平冲逆、制悸动、缓急迫。本方治下焦虚实，水湿浸淫，心阳不足，肾气上逆，脐下悸动，欲作奔豚，是培土制水的温方。

【运用】

（1）发汗后，其人脐下悸者，欲作奔豚，茯苓桂枝甘草大枣汤主之。（《伤寒论》）

注：此为表解，冲气未平，值其人下焦素有水饮，水气随汗势上泛，

故脐下筑筑然动悸，欲作奔豚。《金匮要略·奔豚气病脉证治》云："奔豚病，从少腹起，上冲咽喉，发作欲死，复还止，皆从惊恐得之。"巢氏《病源》（《诸病源候论》）说："奔豚者，上下游走，如豚之奔，故曰奔豚。"

（2）参考《皇汉医学》引《生生堂治验》知，奔豚日发一或二次，甚则牙关紧急，人事不省，脐下悸，按之痛，本方加大黄（汤本氏以黄连解毒汤作丸兼服，可治本病）。

（3）参考《证治摘要》知，本方治脐下悸者，欲作奔豚，按之腹痛冲胸，有屡用屡验之效。

（4）参考《皇汉医学》引《橘窗书影》知，妇人少腹有块，时时冲逆于心下，颜色青惨，身体微肿，漏下污水，本方加红花，连服数月，上冲止，肿气去。兼用龙硫丸，污水减，块大安（汤氏为龙骨硫黄丸药）。

（5）参考《皇汉医学》引《橘窗书影》知：悸下有动悸，任脉道拘急，时时冲逆于心下，发时角弓反张，人事不省，四肢厥冷，呼吸如绝，服本方以治奔豚。再服当归建中汤治腹中拘急，或手足牵掣拘挛，以善后。

（6）本方治澼囊累年不愈（澼囊即澼饮，为胃内停水之宿，见《时还读我书续录》）。

（7）凡发汗过多，血行失去平衡，水气不归正化，冲逆，眩悸，脐下筑筑动，上迫胸际，短气急迫，或筋惕肉瞤，口干而不欲多饮水，脉浮滑者。（《伤寒论方解》）

【附记】《金匮要略》甘草干姜茯苓白术汤治"肾着之病，其人身体重，腰中冷，如坐水中，形如水状，反不渴，小便自利，饮食如故，病属下焦，身劳汗出，衣里冷湿，久久得之，腰以下冷痛，腹重如带五千钱"。肾位在腰，夹脐左右，腰以下病，名肾着。水气病多渴，此反不渴，为水气病气上冲，此病在下焦，故其无冲逆之证，小便自利，其人下焦易虚寒，湿感自下焦，故用茯苓、干姜祛寒利水。因水气聚集于下半身，肌肉组织弛纵膨大，故腹部软弱无力。

苓桂术甘汤证为上冲目眩，水气集于上半身，除前证外尚有胃内停水。而甘草干姜茯苓白术汤，无桂枝而有干姜，此治水气不上冲而下降，集中于下半身。苓桂甘枣汤证为脐下悸，水气上逆冲心。本方证为水气在下焦，无上冲之证，属虚寒，水气凝聚于腰以下，有冷痛而有沉重之感。

【原按】本方为苓桂术甘汤去白术、加大枣、倍茯苓，故其主治亦与之（苓桂术甘汤）相类似，彼治心下逆满、气上冲胸，此治脐下悸、欲作奔豚。因水停中焦，故用白术；水停下焦，故倍茯苓。脐下悸是邪上干心；心下悸是脾阳不振。二方相较，此方祛湿作用较差，以有大枣、茯苓则治挛急作用过之，这是本方能治欲作奔豚证的地方。于腹证上，前方（苓桂术甘汤）证为右直腹筋之挛急微弱，而本方证为按之则诉疼痛，但与芍药证的挛急浮于腹表而强硬者有异，此证之疼痛沉于腹底，轻触有挛引之感。

21. 茯苓甘草汤

本方即桂枝甘草汤加茯苓、生姜。

【组成】茯苓二两　桂枝二两（去皮）　甘草一两（炙）　生姜三两（切）

上四味，以水四升，煮取二升，去渣，分温三服。

【方义】本方即桂枝甘草汤加茯苓、生姜，治阳气内伏，厥而心下悸。《伤寒论方解》说："阳气不足以敷布于四末者，其手足会逆冷，这叫作厥。病的重心在胃肠，气血内顾，阳气不能卫外者，其手足亦厥冷，这也叫作厥。前者是阳气式微，治宜扶阳；后者是阳气内伏，治宜通阳。阳气内伏结果不但招致形寒和手足冷，且可能使水气内停而发生心下悸。"

本方治阳气内伏，厥而心下悸，用桂枝、甘草通阳发汗，平冲制悸，用生姜温胃散水气，茯苓渗水以利水气，甘草和中。总的说来，方中只茯苓一味主里，其余三味皆主表，本方为发散水饮内邪的汗剂。

【运用】

（1）伤寒，汗出而渴者，五苓散主之；不渴者，茯苓甘草汤主之。（《伤寒论》）

注：日人尾台氏认为本文似脱落"发热，脉浮数，小便不利等证，方中用生姜""不渴"，又似脱"呕而"二字，供参考。

（2）伤寒厥而心下悸，宜先治水，当服茯苓甘草汤，却治其厥，不尔，水渍于胃，必作利也。

（3）妊娠恶阻有应用之宜。

（4）留饮不寐，酸枣仁汤及归脾汤不能治者，此方有奏奇效者。（《方舆輗》）

（5）食少饮多，水停心下，满闷短气者茯苓甘草汤，小便难五苓散主之。（陶节庵）

（6）治膀胱腑发咳，咳而遗溺（膀胱气虚）。（《玉机微义》）

（7）痫证，月四五发，发则颠仆不知人事，茯苓甘草汤，应钟及紫圆（巴豆、赭石、赤石脂各一，杏仁二，糊丸）。（《东洞家配剂抄》）

（8）自心下至膈上，动悸颇甚，势如城郭撼摇，遂眩晕不能起，夜悸烦而目不合，本方加牡蛎、龙骨。（《方舆輗》）

【原按】本方为苓桂术甘汤去术加生姜，故其作用亦相类似，彼方（苓桂术甘汤）长于利尿作用，而本方有镇呕的健胃作用，故可用于呕吐诸病，也有发汗作用。《方舆輗》认为心下悸，概属痫与饮，本方加龙骨、牡蛎妙。

三、当归四逆汤类

本类共计两方，为桂枝汤方加减而来。因脉细欲绝，心下正气被抑塞，血虚不荣于四末，血脉涩滞不充肌表、不及四肢，血凝寒阻，故本类方实为肌表和血之剂。

其治疗范围多偏于贫血患者之血脉寒凝、厥阴经之四肢厥冷、腹部病变为主，可广泛应用于疝瘕、腹痛、下痢、妇人经期腹痛及子宫诸病，以及患者旁及气血上冲头痛或喘息、四肢血脉瘀阻等证。

22. 当归四逆汤

本方即桂枝汤原方增大枣，去生姜，加细辛、通草、当归而成。

【组成】当归三两　桂枝三两（去皮）　芍药三两　细辛三两（《金匮玉函经》作一两）　甘草二两（炙）　通草二两　大枣二十五枚（擘，一法十二枚）

上七味，以水八升，煮取三升，去渣。温服一升，日三服。

【方义】本方即桂枝汤原方增大枣，去生姜，加细辛、通草、当归而成。方用当归为主药，因厥阴主肝，内寄相火为藏血之室，肝苦急，故用甘、枣以缓之；芍药之润，以滋经益血；桂枝、细辛之辛，以温通血凝寒阻；尤借通草入经通脉，当归和枣、甘、芍药等味，能解腹中之结血挛引，和厥阴以散寒邪，调荣卫以通阳气。柯琴、钱潢因本方无姜、附而名四逆可疑，然以桂枝汤加当归、细辛是辛通之意，亦有姜、附之能。当归一味，即是人参，治下已焦，寒气上迫，心下正气为之抑塞，不充肌表，不及四肢，自故血脉涩滞，不复作快流之势。本方为治厥阴阴邪寒化的轻剂，是祛寒发表、养血平肝的温方。

【运用】

（1）手足厥寒，脉细欲绝者，当归四逆汤主之。（《伤寒论》）

（2）下利脉大者，虚也，以其强下之故也。设脉浮革，因尔肠鸣者，属当归四逆汤证。（喻嘉言）

（3）治冻疮紫斑痒瘙，四五帖奏效。（《汉药神效方》）

（4）左足指及中指紫黑溃烂，由踵跗上及膝肿，寒热烦疼，昼夜苦楚，不能寝食。（清川玄道）

（5）当归四逆汤，用于下纯血痢之血便耳。伤寒下血，虽为恶候，然非痢疾下血，可与此汤愈之。（《方舆輗》）

（6）休息痢，有因疝来者，此时有用当归四逆汤等者，黑便与血交下，当归四逆汤有效（五更泻亦主之）。（《百疢一贯》）

（7）治疝家，发热恶寒，腰腹挛痛，腰脚拘急，手足寒，小便不利者，（本方）兼用以消块。（《类聚方广义》）

（8）治妇人血气痛，腰腹拘挛者。（《类聚方广义》）

（9）月经一向后至，量少，色暗红，近停经已四月。初疑为受孕，但历时许久未见腹中动静，且常觉少腹疼痛。（中略）近逐渐频剧，昼夜均痛，其痛绵绵，每日有三至五次加剧。常感胃脘痞闷，口涎增多，时

时欲呕。肢末常冷，面色苍白，唇及眼睑下呈暗紫色。舌苔白滑，脉象虚涩。（本方加半夏）（《伤寒论汇要分析》）

（10）治经水不调，腹中挛急，四肢酸痛，或一身习习如虫行，日头痛者。（《类聚方广义》）

（11）十年患疝，形容枯槁，余视之，左胁有形，其大如臂，以热手握之，沥沥有声，甚至上攻于心，闷绝者久之，以热醋熏炙方苏。曰：此经所谓厥疝也。（本方兼以八味丸间服）（《医宗必读》）

（12）治脐下二三寸关元、丹田二穴，冷结膀胱，小腹有形满痛，手足厥冷，此厥阴伤寒重症。（《验方新编》）

（13）经云：肝足厥阴也，是动则病腰痛，不可以俯仰，宜本方。（《医学从众录》）

（14）惊风，眼目翻上，俗名天吊风，男妇大小皆有此证。或言见鬼，或不知人，或头足往后反扯如弓，此戴眼反张之证，非风非火，乃血虚不能养筋，受寒所致。若作风治，为害不浅。（用本方）（《验方新编》）

（15）头痛，怕冷，手足不温暖，肢体酸痛，腹挛痛，在妇女则经水不调，经前腹痛，腰亦痛，自觉腹中冷或腰背冷，舌淡白，脉弦细而迟，或弦而涩，无热象者。（《伤寒论方解》）

【附记】古本当归四逆汤方有人参三钱、附子一枚（炮去皮，破八片），方后作"上九味"。

【说明】脉微而厥者，为阳之虚，宜四逆辈；脉细而厥者，当血虚不荣于四末，宜酸、甘、辛药，温之、润之、行之。当归四逆是治脉细欲绝之方。姜、附亦足以劫阴，故不轻用湿热剂。本方实为肌表和血之剂，血被外寒凝束，令手足厥冷，脉细欲绝，初非阳虚所致。《餐英馆疗治杂话》云："此方证以热手按腹部时，则发蛙鸣声，又病人自觉腹中或左或右有冷处，或自腰至股处，或者从躯体向左足有冷感者，为用此方之标准。此等症有经历五年、十年，久而不愈者，时发时止，数年之疾病虽形体起居不衰，已难操业谋生矣。"和久田氏说："本方证腹皮拘挛，似桂枝加芍药汤证、小建中汤证之腹状，且有左脐旁天枢上下挛痛者，凡少腹腰间，有结聚而手足冷，脉细无力，为本方所主。"和久田氏又说："（本方）与三味之四逆汤不同，彼已在内，有下利清谷证，故于四肢谓厥冷。冷者，自内冷也，属于内之词也；寒者，自外来也，属于外之词也。此证在心胸间，非腹内之变，故变而书厥寒。"汤本氏说："厥寒者，为寒在表，候之外冷，其人自觉寒也；厥冷者，寒在里，候之冰冷，其人自不觉也。当归四逆汤，为桂枝汤加减之方，专以外发寒邪，非如他四逆汤，专救里寒之剂也，岂可怪方中无姜、附耶？"

【整理者按】1991年，整理者将温通血凝寒阻的当归四逆汤加减，在自己的脸上反复试验，研制出可以保持2～3年稳定不变质的中药揭取式"远平丹蝶营养面膜"，不仅可以美容，而且对于预防感冒、鼻炎、头疼，以及提高睡眠质量等也有一定保健作用。

中药揭取式"远平丹蝶营养面膜"中治疗血凝寒阻的祛寒温通药可起到清洁营养皮肤的作用；补气健脾补肾、养血平肝安神药可起到收缩毛孔、细腻皮肤的作用。该面膜处方如下：

丹参三钱　木蝴蝶一钱　桂枝三钱　甘草一钱　辛夷二钱　蛇床子三钱　肉苁蓉三钱　党参三钱

上八味，以水八升，煮取三升，去渣。

白茯苓三钱　白芍药三钱　当归三钱　白蔹三钱　葛根三钱　赤小豆三钱　酸枣仁三钱　白及三钱

上八味，磨成粉过细筛。

这是一人份的量，将以上中药粉、中药液混合香精油等搅拌均匀后，装入密封的塑料软管内便可使用。

23. 当归四逆加吴茱萸生姜汤

本方即当归四逆汤加吴茱萸、生姜。

【组成】当归三两　芍药三两　甘草二两（炙）　通草二两　桂枝三两（去皮）　细辛三两　生姜半斤（切）　吴茱萸二两　大枣二十五枚（擘）

上九味，以水六升，清酒六升，和煮取五升，去渣，温分五服。

【方义】本方即当归四逆汤加吴茱萸、生姜。方中甘草、大枣补脾精以荣肝；当归、芍药养荣血而复脉；桂枝、细辛、通草温行经络之寒涩。若体内有陈久积寒者，则厥逆脉细之原不在经络，而在脏腑。当归四逆加吴茱萸、生姜温寒凝而行阴滞，可以理解加吴茱萸、生姜乃为久寒而设。《神农本草经》谓吴茱萸："温中，下气，止痛，咳逆，寒热，除湿血痹。"《名医别录》云其："主去痰冷，腹内绞痛，诸冷、实不消，中恶，心腹痛，逆气，利五脏。"当归四逆汤加吴茱萸、生姜、清酒，其温经散寒止痛作用强，疗效更加快捷，治厥阴脏寒经久、营血伤、外复伤寒，乃温内解外、散寒行阳的温热方剂。

【运用】

（1）手足厥寒，脉细欲绝者，当归四逆汤主之。若其人内有久寒者，宜当归四逆加吴茱萸生姜汤。（《伤寒论》）

（2）内有久寒者，男子为疝瘕，妇人为带下之类。此病痛引脐腹腰胯者，此汤甚良。（《方舆輗》）

（3）妇人经前腹痛不可忍，见虚寒症者，用本方有卓效。（《伤寒论方解》）

（4）妇人寒结胞宫，经事衍期，腹痛，色瘀黑者，本方为特效之剂，方中通草一味，常以小茴香代之。（周凤岐）

（5）烦满囊缩，此厥阴经证。其脉循阴器、络舌本。厥阴经受病，其筋脉劲急，故舌卷囊缩者难治，用当归四逆加吴茱萸生姜汤，即本方用水煎，不拘时服。（《卫生宝鉴补遗》）

（6）治产妇恶露绵延不止，身热头痛，腹中冷痛，呕而微利，腰脚酸麻或微肿者。（《类聚方广义》）

（7）真寒直中厥阴肝经，即霍乱转筋是也。初起先腹痛，或不痛，泻利清水，顷刻数十次，少者十余次，未几即手筋抽掣，呕逆，口渴恣饮，手足厥逆，脉细欲绝，甚者声嘶舌短，目眶陷，目上视，手足青紫，或遍身青筋硬凸如索，汗出脉绝，急者旦发夕死，夕发旦死，缓者二三日或五六日而死。世医认为暑湿，妄投凉泻，或认为痧气，妄投香散、十香散、卧龙丹之类，鲜有不毙，宜用当归四逆汤加吴茱萸生姜，水煎冷服，轻者二三剂即愈，重者多服数剂，立可回生。如呕者，加制半夏三钱，淡干姜一钱，口渴恣饮，舌黄，加姜炒黄连五分为反佐，经所谓热因寒用也。腹中绞痛，名转筋入腹，加酒炒木瓜三钱，手足冷过肘膝，

舌见青筋，加制附子三钱。(《时行霍乱指迷》)

注：此描述真性霍乱症状变化迅速，每多不及施治而死亡，但在我国有优良的保健和防疫卫生设备，此种霍乱早已绝迹，不复有此传染病。

（8）患转筋，胸腹拘急，背膊强，头脑痛，口舌干燥，若弄舌濡唇，则忽转筋，强直欲死（此脉涩转筋，宜本方。其口舌燥者，由于舌筋不转，血分动而津液干，不宜作热候也）。(和久田氏)

（9）患伤寒，十余日，精神恍惚，舌上无苔而干燥，绝食五六日，四肢微冷，脉沉细，按其腹，自心下至脐旁之左边拘急，重按则如有痛，血气枯燥，宛如死人。余以为厥阴久寒证，与当归四逆加吴茱萸生姜附子汤，服一日夜，心下大缓，始啜粥饮，三日，精神明了。(《橘窗书影》)

（10）恶寒身热而呕，腰痛，口干燥，一日，振寒发热，汗出而渴，如疟状，朝夕皆发，脉缓，恶寒，后呕止，身热，腰痛，口干燥如故，五六日，振寒再发，其状如初，与当归四逆汤加吴茱萸生姜汤，诸证少退。八九日，发悬痈，痛不可忍，与大黄牡丹皮汤（大黄、牡丹皮、桃仁、冬瓜子、芒硝），脓溃，数日而愈。(《续建殊录》)

（11）初患头痛，恶寒，手足惰痛，恍惚如梦，微渴，微呕，胸胁挛急而引胸下痛，咳嗽吐痰血，处以当归四逆汤加吴茱萸生姜汤兼解毒散（黄连、黄芩、栀子、黄柏）。(《续建殊录》)

（12）寒热六、七日，谵语，不大便，至八、九日昏冒不能言，舌上黑，腹硬满，按之痛不可忍，干呕，而食不下，四肢疼痛，不得屈伸，与本方兼用桃仁承气汤，大便快利，大小黑物，黑胎去，神气复。(《成绩录》)

（13）患头痛，状如感冒。及次日，谵语烦躁，不得眠，翌日周身厥冷。于是求治于先生，诊之脉微细欲绝，眼中赤，四肢强直，口不能言而呕，乃与当归四逆加吴萸生姜汤，食顷，呕止，诸证稍瘥，但心下如石硬，按之则痛，不欲以手触之，更与桃仁承气汤二帖，大便快通，硬痛顿除。于是复与前方，数日而痊愈。(《续建殊录》)

（14）患头痛，发则吐苦清水，药食不下咽，若恼二三日，头痛自然

刘述机伤寒方运用手册

止，饮啄忽如故，如此一月二三次，两医交治之，无效。余诊曰：浊饮上逆，头痛也。饮留则发，饮涌则止，所以休作也，宜制其饮。与当归四逆加吴茱萸生姜汤兼用半硫丸（半夏硫黄二味丸方），服一月病不发。（《橘窗书影》）

【说明】《伤寒论》有"内有久寒"之指征。和久田氏说："久寒者，非水毒之寒也，乃下焦之虚寒、疝毒、宿饮之类，集于胃口，抑塞阳气，而妨饮食克化之利。此证但谓久寒，不详其证，或虽有指吐利者。或因宿饮滞于中焦而成吐酸、吞酸等证者；或因冷气冲逆，迫心下，攻胸胁，干呕，吐涎沫者；或为腹痛，或为吐利，或成转筋；妇人冷积血滞，经水短少，腹中拘挛，时迫心下胁下，肩背强急，头项重痛之类，概因久寒之所致。"

四、五苓散类

本类计四方，前二方为主，后二方为附，以通利小便、排出积水为目的。《黄帝内经》云："三焦者决渎之官，水道出焉。"三焦引导气血，开通秘塞，上焦不治，水溢高原；中焦不治，水停中脘；下焦不治，水蓄膀胱。但本类方剂，都是只能导积水下行，属太阳膀胱、气化不行的阳实证，须与三焦水道不利和肺、脾、肾三脏功能失职所导致的水肿分别。

猪苓汤即五苓散去桂枝、白术，加滑石、阿胶。此方证为下焦蓄热伤阴，因热胜而用滑石、阿胶。五苓散证为邪在上焦，因湿胜而用桂枝、白术。二方证均具有小便不利之症，但一热一寒，必须辨别。牡蛎泽泻散，对腰以下湿热壅滞，膀胱气化不利的水肿有逐水消肿的作用。

24. 五苓散

【组成】猪苓十八铢（去皮） 泽泻一两六铢 白术十八铢 茯苓十八铢 桂枝半两（去皮）

上五味，捣为散，以白饮和服方寸匕（二钱或三钱），日三服，多饮暖水，汗出愈。

【方义】本方化气行水，两解表里。茯苓、猪苓淡味渗湿，白术益脾胜湿，泽泻味咸性寒，泄饮导溺，桂枝从肌达表。五苓必为散，以白饮调服，方能多服暖水，汗出而愈。后世以四苓利尿，不如五苓远甚，可见桂枝能达表，尤进血行，利于泌别。若没有表证，宜用肉桂，则其化气行水之功更甚。

【运用】五苓散是行积水留垢，不是流通水道，若概用之以治水道不通则误，又内有湿热者禁用。原书（《伤寒论》）指征有烦渴、口渴，或消渴之症。陆渊雷认为：亡津液之渴，由于体内水竭，其皮肤必干燥；五苓散之渴，由于体内水积，其皮肤必鲜明，甚则浮肿，可作鉴别。

【适应证】

（1）太阳病，发汗后，大汗出，胃中干，烦躁不得眠，欲得饮水者，少少与饮之，令胃气和则愈。若脉浮，小便不利，微热，消渴者，五苓散主之。（《伤寒论》）

（2）发汗已，脉浮数，烦渴者，五苓散主之。（《伤寒论》）

（3）伤寒，汗出而渴者，五苓散主之。（《伤寒论》）

（4）中风发热，六七日不解而烦，有表里证，渴欲饮水，水入则吐，名曰水逆，五苓散主之。（《伤寒论》）

（5）本以下之，故心下痞，与泻心汤。痞不解，其人渴而口燥烦，小便不利者，五苓散主之。（《伤寒论》）

（6）霍乱头痛，发热身疼痛，热多欲饮水者，五苓散主之，寒多不用水者，理中丸主之。（《伤寒论》）

（7）脉浮，小便不利，微热消渴者，与五苓散，利小便发汗。（《金匮要略》）

（8）假令瘦人，脐下有悸，吐涎沫而癫眩者，此水也，五苓散主之。（《金匮要略》）

（9）加味五苓散，主治伏暑热二气及冒湿泄泻注下，或烦，或溺，或小便不利（于五苓散加车前子）。（《济生方》）

（10）春夏之交，人病如伤寒，其人自汗出，肢体重痛，转侧难，小便不利，此名风湿，非伤寒也。阴雨之后卑湿，或引饮过多，多有此证，但多服五苓散，小便通利，湿去则愈。（罗谦甫）

（11）辰砂五苓散，治伤寒表里不解，头痛发热，心胸郁闷，唇舌干焦，神思昏沉，狂言谵语，如见鬼神，及瘴疟烦闷不省者。(《太平惠民和剂局方》)

（12）中暑发渴，小便赤涩，(辰砂五苓散)调以新汲水下。(《太平惠民和剂局方》)

（13）伤暑身热，口干烦渴，心神恍惚，小便赤涩，大便泄泻。(《寿世保元》)

（14）高热口渴，谵语不眠，小便短赤，脉浮洪大。(中略)喜热饮，虽至手不可近，亦一饮而尽。舌质红，无苔而滑。虚火乱及神明，故谵语。火不归位，膀胱气化失职，故小便短赤。当按膀胱蓄水证治之，遂用五苓散改汤剂，桂枝用肉桂以引火归元(每剂用桂八分研末，分两次冲服)。(《伤寒论汇要分析》)

（15）五苓散治伏暑饮热，暑气流入经络，壅溢发衄，或胃气虚，血渗入胃，停饮不散，吐出一二升许(者)。(《三因极一病证方论》)

（16）黄疸如橘黄色，心中烦急，眼睛如金，小便赤涩，或大便自利者，以茵陈蒿煎汤下，日三服。(《伤寒百问经络图》)

（17）霍乱吐下之后，厥冷烦躁，渴饮不止，而水药共吐者，宜严禁汤水果物，每欲饮水，与五苓散，但一帖分二三次服为佳，不过三帖，呕吐烦渴必止，吐渴若止，则必厥复而热发，身体惰痛，仍用五苓散则必漐漐汗出，诸证脱然而愈。(《类聚方广义》)

（18）五苓散治湿生于内，水泻、小便不利。(《济阴纲目》)

（19）下痢发热，口舌干燥，烦渴，贪饮冷水，或有水逆之证。(汤本求真)

（20）小儿吐呢，欲作痫者。(罗谦甫)

（21）小儿吐泻、发搐，觉有痰者，但服五苓散入生姜、半夏煎服，吐出痰，泻亦止，惊亦退。(《伤寒论类方汇参》)

（22）小儿五心烦热，焦躁多哭，咬牙上撺，欲成惊状，(辰砂五苓散)每服半钱，以温热水下。(《太平惠民和剂局方》)

（23）癫痫其他之发作的失神性痉挛病。(尾台氏)

（24）治偏坠吊疝方，煎萝卜子汤调下。(《朱氏集验方》)

（25）水肿，小便不利，身重，苔润者。（《伤寒论方解》）

（26）腹水在用过大戟科植物泻下以后，还当用本方作为辅助。（《伤寒论方解》）

（27）小便不利，眩冒，心悸，渴欲饮水，水入即吐，胃肠中有振水音者。（《伤寒论方解》）

（28）参《续建殊录》知，若食饵倍常，口渴，饮水数升，未尝腹痛，但腹皮麻痹，小便频数，与五苓散服之而渴愈。

（29）消渴，日饮水数斗，小便亦多，食倍于平日。先生与五苓散，服月余，奏全效。（《成绩录》）

（30）消渴经年，且胸胁支满而头晕，与五苓散加甘草，水煎使服之。（《医方口诀集》）

（31）此方治眼患……以发热、消渴、目多眵泪、小便不利为目的。（《类聚方广义》）

（32）本散通治诸湿胀满，水饮水肿，呕逆泄泻，水寒射肺，或喘或咳，中暑烦渴，身热头痛，膀胱积热，便秘而渴，霍乱吐泻，痰饮湿疟，身痛身重。（《伤寒论类方汇参》）

【附记】茵陈五苓散为五苓散五分，茵陈蒿末十分，治黄疸病轻证，无热状，小便不利。

25. 猪苓汤

本方即五苓散去桂枝、白术，加滑石、阿胶。

【组成】

猪苓　茯苓　泽泻　阿胶　滑石各一两

上五味，以水四升，先煮四位，取二升，去渣，内阿胶烊尽，温服七合（每合 20 毫升），日三服。

【方义】本方即五苓散去桂枝、白术，加滑石、阿胶。阿胶养阴滋燥，滑石性滑去热利水，佐以二苓、泽泻的渗泻，能疏浊热，不流壅瘀，故本方为清热、养阴、利尿、止血的清润方剂。此方为下焦蓄热伤阴，以热胜而用滑石、阿胶。五苓散证为邪在上焦，因湿胜而用桂枝、白术。虽二方证均具有小便不利之症，但一热一寒，必须辨别。

【运用】凡利尿之品，皆主泌别津液，故五苓、猪苓二方，俱能治下利或水肿，若下部有水气而呼吸如常，用之皆能奏功。陆渊雷认为五苓散证病在肾脏，虽小便不利，但小腹不满，不见脓血。猪苓汤证病在膀胱尿道，其小腹必满，又多带脓血。所以，若能熟知肾脏病与膀胱尿道病病状之异，则二方决不致误施。

【适应证】

（1）若脉浮，发热，渴欲饮水，小便不利者，猪苓汤主之。（《伤寒论》）

（2）少阳病，下利六七日，咳而呕渴，心烦不得眠者，猪苓汤主之。（《伤寒论》）

（3）（猪苓汤）通治湿热黄疸，口渴溺赤。（《医方集解》）

（4）治温病，身不热，烦渴，发狂，小便不利者。（用）猪苓、茯苓、泽泻、滑石、阿胶各一钱为末，白汤调下，仍与凉开水一盅饮之，以鹅翎探吐。（《伤寒全生集》）

（5）下血，大、小便不通，腹满欲死，医与四物汤加山栀、黄柏之方，腹满仍甚。余以猪苓汤加大黄，小便渐次通快。（《东郭医谈》）

（6）满身洪肿，以手按其肿，颇有力，放手即复胀，（肿胀虽甚，然未碍呼吸），然气息如平常，是猪苓汤证也。又一种肿势如前，腰以下虽肿满，臂、肩、胸、背无恙，呼吸如平常者，是亦可用猪苓汤，不必问其渴之有无也。（《导水琐言》）

（7）孕妇七八月后，有阴户焮热肿痛，不能起卧，小便淋沥者，以三棱针轻轻刺肿处，放出淤水后，再用此方，则肿满立消，小便快利。（《类聚方广义》）

（8）小便不利，溺管涩痛，或小便中挟有脓血，少腹胀满，口渴，心烦不得眠，脉浮发热者。（《伤寒论方解》）

26. 文蛤散

【组成】文蛤五两

上一味，为散。以沸汤和一方寸匕（二两或三两）服，汤用五合（每合20毫升）。

【方义】方有执、王宇泰认为文蛤，即是有纹理之海蛤。海蛤能止烦渴、利小便、解酒毒、化痰软坚、治恶疮蚀、五痔。其味咸，性平，无毒，与牡蛎同效。此方清热之力甚微，故以附记《金匮》文蛤汤方为主。

【运用】和久田氏按："阳郁证，自外以水气激之，令郁阳勃起，发散而解。无此阳郁者，若行渍水、灌水之法，则表热被劫，不得外出，弥更内逼而心烦，肉却上因正气虚而粟起也……热既被水劫而内攻，虽意欲饮水，然反渴而不引水浆（宜文蛤散）。"此方清热之力甚微，柯琴说"（此方）恐难散湿热之重邪"，故以附记《金匮》文蛤汤方为主。

【适应证】

（1）病在阳，应以汗解之，反以冷水渍之，若灌之，其热被劫不得去，弥更益烦，肉上粟起，意欲饮水，反不渴者，服文蛤散。（《伤寒论》）

（2）（口干）渴欲饮水不止者。（《伤寒论方解》）

（3）参《宣明论方》知，海蛤玉粉散治血痢，解脏中积毒热，海蛤为末，每服三钱，入蜜少许，冷开水调下，不计时服。

（4）用蚬壳烧成极细末，治小儿久咳，即所谓百日咳，服之有效。（《汉药神效方》）

【附记】

（1）柯琴认为该方以文蛤一药为散，以沸汤和方寸匕（约为二钱或三钱）服满五合（一合约为 20 毫升）。此等轻剂，恐难散湿热之重邪。故以《金匮》文蛤汤方为主。

（2）《金匮要略》云："吐后渴欲得水而贪饮者，文蛤汤主之。"审证用方，则此汤非彼散，故移彼方而补入于此，其方为麻黄汤去桂枝，加文蛤、石膏、生姜、大枣，是大青龙汤证之变局。

《金匮》文蛤汤方

麻黄三两　甘草三两　生姜三两　文蛤五两　石膏五两　杏仁五十枚　大枣十二枚

上七味，以水六升，煮取二升，温服一升，汗出即愈。

本方即大青龙汤去桂枝、加文蛤等药而成。文蛤咸平无毒，能止烦渴，利小便。故本方治烦躁而渴，恶寒喘咳急迫者，或身有邪热，不以为意，或冒雨上途，或入水游泳而贪凉，至成是证。又有夏秋之间，间亦有之，病情正同，宜文蛤汤解表清里、发汗。

（3）《外科集义》载蛤粉散，治汤火烧烫疮，蛤壳烧赤放冷，右研如粉，每用香油调涂之，日三次。

27. 牡蛎泽泻散

【组成】牡蛎（熬） 泽泻 蜀漆（暖水洗，去腥） 葶苈子（熬） 商陆根（熬） 海藻（洗，去咸） 栝楼根各等分

上七味，异捣，下筛为散，更于臼中治之，白饮和服方寸匕（二两或三两），日三服。小便利，止后服。

【方义】牡蛎化痰软坚，主胸胁下痞热。蜀漆主腹中坚痞，积聚邪气。葶苈宣肺泄水，主皮间邪水上出，面目浮肿。商陆疗胸中邪气，水肿痿痹。海藻利小便，下十二种水。泽泻渗湿利水，利小便，消肿胀。栝楼根止渴生津液，主消渴身热。本方有消散胁下痞坚、利水消肿、止消渴身热的疗效，对腰以下的水肿有逐水消肿之功用。下焦气化失常，湿热壅滞，膀胱气化不利，可用此方逐水消肿。脾肾虚寒之水肿不可用本方治疗。

本方用散不宜用汤，以商陆水煮服，即能致毒。又因其性甚烈，不可多服，故小便利止后服。

【运用】本方软坚散结，逐水清热，治腰以下的水肿，亦主治四肢面目浮肿，胸腹有积水。钱潢说："大病后，若气虚，则头面皆浮，脾虚则胸腹胀满，此因大病之后，下焦之气化失常，湿热壅滞，膀胱不泻，水性下流，故但从腰以下，水气壅积，膝胫足跗，皆肿重也。以未犯中上二焦，中气未虚，为有余之邪，脉必沉数有力，故但用排决之法，而以牡蛎泽泻散主之。"

此因大病之后，下焦气化失常，湿热壅滞，膀胱不泻，气虚则头面皆浮，脾虚则胸腹胀满。水性下流，故但从腰以下，水气壅积，小便不利，喘满烦渴，膝胫足跗，皆肿也。但中气未虚，为有余之邪，脉必沉数有力，属下焦膀胱气化不利，可用此方逐水消肿。注意脾肾虚寒之水

肿，则不可用本方治疗。

本方亦可应用于身半以上的水肿。对大病初愈的虚性浮肿不相宜，但病后水肿，亦有实证，本方尽可用之。又虚证不甚，小便不利，可暂用小量，每次剂量五分，先利其水，等到小便通利、肿消以后，必须立即进以健脾剂善后。

【适应证】

（1）大病差后，从腰以下有水气者，牡蛎泽泻散主之。（《伤寒论》）

（2）四肢、面目浮肿，胁下痞坚，胸胁有积水，喘满烦渴，小便不利，脉实者。（《伤寒论方解》）

（3）此方虽治腰以下水气，用于腰以上之水气，亦效。其病在虚实之间若实者，可加大黄（治实肿阳水妙不可言）。（《方函口诀》）

（4）此方施之于形气实者，其肿可随愈也。若病后土虚，不能制水，肾虚不能行水，则又当别论，慎不可服也。（《医宗金鉴》）

（5）大病后，若气虚，则头面皆浮，脾虚则胸腹胀满。此因大病之后，下焦之气化失常，湿热壅滞，膀胱不泻，水性下流，故但从腰以下，水气壅积，膝胫足跗，皆肿重也。以未犯中上二焦，中气未虚，为有余之邪，脉必沉数有力，故但用排决之法，而以牡蛎泽泻散主之。（钱潢）

五、麻黄汤类

本类计十三方，以麻黄汤为主，其余各方都是属于麻黄汤加减化裁的方剂，亦用治疗太阳病。太阳主表，为一身的藩篱，凡风寒袭表，阻遏太阳气机，表阳郁滞，营卫不畅，汗难排泄，为病在太阳，可选用本类适当方剂施治，必须使病治愈于太阳，勿致邪气传里。但在本类方剂中，多有太阳涉里的证候，其中有表寒里热的，有表寒里饮的，热郁于肺的，有湿热在表的，有误治后寒热混淆的，必须全面考虑，不可执一处方。如大青龙汤是麻黄汤的变方，小青龙汤是桂枝汤的变方，大青龙汤证表证多，只有烦躁是里证，小青龙汤证里证多，只发热是表证。

28. 麻黄汤

【组成】麻黄三两（去节） 桂枝二两（去皮） 甘草一两（炙） 杏仁七十个（去皮尖）

上四味，以水九升，先煮麻黄，减二升，去上沫，内诸药，煮取二升半，去滓，温服八合（每合20毫升）。复取微似汗，不须啜粥。余如桂枝法将息。

【方义】本方为解表逐邪发汗峻剂，是治疗伤寒的主方。徐大椿说："麻黄治无汗，杏仁治喘，桂枝、甘草治太阳诸证，无一味不紧切。"肺合皮毛，以皮毛外闭，邪气内攻，则肺气膹郁，胸满喘咳，故用麻黄、甘草、桂枝引邪达肌表，佐以杏仁，泄肺利气。麻黄多煮，取其力专。去上沫，恐其轻浮之气，过于引气上逆。《活人书》载："有夏至后用麻黄汤，量加知母、石膏、黄芩。盖麻黄性温热，恐有发黄斑出之虑。"本方为风寒表邪犯皮毛，内壅为喘，乃开表逐邪、发汗的峻剂。

【运用】麻黄汤能发汗解表，定喘止咳，又能利小便，其放散体温和驱逐水分的作用很强。因此，本方只适宜用于玄府闭塞、蒸发障碍、"体温"郁积、水气饱和的患者，对于表虚、体温不高、体液本足的患者不适用。麻黄汤之所以能用于水肿或湿痹的患者而有效者，都是指实证说的，绝不能用于虚证。原书指出，凡尺中脉微和、尺中脉迟、血少、营气不足，以及咽喉干燥者、淋家、疮家、衄家、亡血家等，俱不可发汗。

运用本方时，不拘有喘或无喘，总以适用于伤寒表实无汗、脉浮紧、头痛、发热、恶风、恶寒、身疼痛为目标。陆渊雷认为麻黄用于发汗解热，多协桂枝如麻黄汤、葛根汤、小青龙汤、大青龙汤等，其证都有表热存在；麻黄用于排泄水液，可不协桂枝，如麻杏石甘汤、越婢汤等，其证都无表热，或虽有表热，而不须放散体温。

【适应证】

（1）太阳病，头痛发热，身疼腰痛，骨节疼痛，恶风，无汗而喘者，麻黄汤主之。（《伤寒论》）

（2）太阳与阳明合病，喘而胸满者，不可下，宜麻黄汤。（《伤

寒论》)

（3）太阳病，十日以去，脉浮细而嗜卧者，外已解也。设胸满胁痛者，与小柴胡汤，脉但浮者，与麻黄汤。（《伤寒论》）

（4）太阳病，脉浮紧，无汗，发热，身疼痛，八九日不解，表证仍在，此当发其汗。服药已微除，其人发烦目瞑，剧者必衄，衄乃解，所以然者，阳气重故也。麻黄汤主之。（《伤寒论》）

（5）伤寒，脉浮紧，不发汗，因致衄者，麻黄汤主之。（《伤寒论》）

（6）脉浮者，病在表，可发汗，属麻黄汤证。（《伤寒论》）

（7）脉浮而数者，可发汗，宜麻黄汤。（《伤寒论》）

（8）阳明病，脉浮无汗而喘者，发汗则愈，属麻黄汤证。（《伤寒论》）

（9）恶寒发热，头痛身楚，咳嗽气喘，肌肤粟起，抚之干燥绝无汗，口中和，脉浮紧者。（《伤寒论方解》）

（10）伤寒头痛如破，恶寒发热，脉浮数而有力。（《方伎杂志》）

（11）外感两日，发热，恶寒，头痛，遍身骨节酸疼，无汗，微喘，脉浮数。麻黄汤证候十分明显，病又是属初起，（寒）邪纯在表，正宜趁此时期一汗而解之，如果因循恋邪，反而贻成后患（与麻黄汤）。此方用麻黄三钱，（桂枝二钱，杏仁二钱，炙甘草二钱，水煎）分作三次温服（每两小时服一次，汗出停后服愈）。（《伤寒论汇要分析》）

（12）产妇发动六日，儿已出胞，头已向下，而竟不产，（中略）其身壮热无汗，头项腰背强痛，此太阳寒伤之营也，法主麻黄汤。作一大剂投之，令温覆，少顷，得汗，热退身安，乃索食，食讫豁然而生。此治其病，而产自顺。（《舒氏女科要诀》）

（13）初生儿，有时发热，鼻塞不通，哺乳不能者。（《类聚方广义》）

（14）小儿发热昏沉（热邪郁闭）者，则务发其汗，十不一误。此证遂用金石脑麝，不唯不醒，反引邪深入于内，祸在反掌之间。（《方舆轨》）

（15）（幼女）患狂痫，休作有时，发则心气恍惚，妄言不已。延至十八年春，愈甚，剧则每夜三四发，（中略）师絜其女入浴室，以冷水灌之，（冲动皮肤，以期药力透彻）食顷，乃与麻黄汤，使覆以取汗，二三次，遂不复发。（《生生堂治验》）

（16）治冷风哮，与风、寒、湿三气成痹等证。（柯韵伯

（17）治哮喘痰潮，声音不出，抬肩滚肚，而不得卧，恶寒发热，冷汗如油者，合生姜半夏汤用之，则立效。（《类聚方广义》）

（18）小儿麻疹，见点后忽退隐，高热无汗而喘，有并发肺炎倾向者，亟以本方加黄芩、白芍，往往麻疹复显，喘急自平，但此方须早用，若麻疹退隐，经过十二小时以上，合并肺炎已成事实者，非本方所能救。（《古方临床之运用》）

（19）痘疮见点之时，身热如灼，表郁难发，及大热烦躁而喘，起胀不能者。（《类聚方广义》）

（20）麻黄汤，治风寒所侵，而眼目赤肿，生障翳者。（《眼科锦囊》）

（21）肩背沉重（为寒滞于内），觉内冷者。（《伤寒论类方汇参》）

（22）两足弯，发起红块，痛甚（寒邪闭束太阳经循行"道路"所致）。（《伤寒论类方汇参》）

（23）麻黄汤证有兼咽喉疼者，宜将方中桂枝减半，加天花粉六钱，射干三钱，若其咽喉疼而且肿者，麻黄亦宜减半，去桂枝加生蒲黄三钱，以消其肿。（《医学衷中参西录》）

【附记】

（1）《金匮要略》云："麻黄加术汤，湿家身烦疼，可与麻黄加术汤，发其汗为宜，慎不可以火攻之。

麻黄加术汤方

麻黄二两（去节） 桂枝二两（去皮） 甘草一两（炙） 杏仁七十个（去皮尖） 白术四两

上五味，以水九升，先煮麻黄，减二升，去上沫，内诸药，煮取二升半，去滓，温服八合（一合约为20毫升），复取微似汗。"

《类聚方广义》云："山行冒瘴雾，或入窟穴中，或于居室浴所，诸湿气、热气郁闷之处晕倒气绝者，俱使连服大剂（麻黄加术汤）即苏。"

（2）《金匮要略》云："麻黄杏仁薏苡甘草汤，为麻黄汤去桂枝加薏苡仁。

麻黄杏仁薏苡甘草汤方

麻黄半两（去节，汤泡） 甘草一两（炙） 薏苡仁半两 杏仁十个（去皮尖，炒）

上到麻豆大，每服四钱匕，水盏半，煮八分，去滓，温服。有微汗避风。"

《伤寒论》云："病者一身尽疼，发热，日晡所剧者，此名风湿，此病伤于汗出当风，或久伤取冷所致也（可与麻黄杏仁薏苡甘草汤）。"

（3）陶节庵认为升麻发表汤，即加味麻黄汤，为麻黄汤加川芎、白芷、羌活、防风、升麻，治头痛如斧劈、身热如火炽者。

29. 葛根汤

本方即桂枝汤加葛根、麻黄。

【组成】葛根四两　麻黄三两（去节）　桂枝二两（去皮）　生姜三两（切）　甘草二两（炙）　芍药二两　大枣十二枚（擘）

上七味，咬咀，以水七升，先煮麻黄、葛根，减二升，去沫，内诸药，煮取三升，去滓，温服一升。覆取微似汗。余如桂枝法将息及禁忌。（诸汤皆仿此。）

【方义】本方是桂枝汤加葛根、麻黄。葛根味甘气凉，能起阴气而生津液、滋筋脉，主项背强急而舒牵引，为无汗表实者设。方中配有芍药、甘草、大枣，与麻黄汤专于治表实发汗不同。故其禁忌较麻黄汤少，应用也较广，但本方毕竟是辛温方剂，假使患者内热已起，纵然有本方证，亦当不用，或减轻（用辛温的姜桂，而加一些苦寒泄热药，如黄芩之类），方能适用。

【运用】原书指征有"项背强几几"。汤本求真谓："自腰部，沿脊柱两侧，上至后头结节，其肌肉有强直性痉挛也。故病者苦诉肩凝，或诉腰背挛痛者。"脑膜炎、脑炎、尿毒症及子痫等初期运用本方，每多奏效。若治脊髓炎，或髓痨，须加芩、术、附始有效。凡麻疹、猩红热、痘疮等病毒必须排泄于皮肤者，都可与汗俱出，而葛根汤为必用之方，唯斑疹、伤寒忌发汗不可用。

【适应证】

（1）太阳病，项背强几几，无汗，恶风者，葛根汤主之。（《伤寒论》）

（2）太阳与阳明合病者，必自下利，葛根汤主之。（《伤寒论》）

（3）太阳病，无汗而小便反少，气上冲胸，口噤不得语，欲作刚痉，葛根汤主之。（《金匮要略》）

（4）病伤寒，无汗，恶风，项虽屈而强，医者以桂枝麻黄各半汤与之。予曰：非其治也。是谓项强几几，葛根证也，三投，濈濈然微汗解，翌日项不强，脉已和。（《伤寒九十论》）

（5）喘息而兼项背拘急者，本方最适。（《古方临床之运用》）

（6）每年至秋间，大苦喘息，动作不自由，有如废人支臂于炉架而坐，已数十日，不能动，亦不能睡，稍动则喘悸立甚，食仅碗许，发时自脊全颈如板状，回顾则痛，与葛根汤五帖许，得以起步，再服则愈。（《从桂亭医事小言》）

（7）参《伤寒论类方汇参》知，小儿痘初现，毒邪尽在肌肉，以本方发透为佳，若已发透，即不可用此。

（8）痢疾，麻疹，或天花的初期，恶寒发热，头项强痛，脉浮数而无汗者（本方可斟酌用之）。（《伤寒论方解》）

30. 葛根加半夏汤

本方即葛根汤加半夏。

【组成】葛根四两　麻黄三两（去节）　甘草二两（炙）　芍药二两　桂枝二两（去皮）　生姜三两（切）　半夏半升（洗）　大枣十二枚（擘）

上八味，以水一斗，先煮葛根、麻黄，减二升，去上沫，内诸药，煮取三升，去滓，温服一升，覆取微似汗。

【方义】本方即葛根汤加半夏。太阳病无汗，邪气外甚，阳不主里，里气上逆而不下，但呕不下利，以葛根汤解表邪，发汗，加半夏以下逆气，降逆止呕。

【运用】葛根汤内有生姜，能治干呕，但如呕不止，可再加半夏。因葛根汤害胃，能引起食欲不振，致恶心呕吐等，故本方治有葛根汤证而胃机能不健全。有恶心呕吐的倾向或胃内停水者，就不用葛根汤而选用本方，可预防服用葛根汤的弊病。

【适应证】

（1）太阳与阳明合病，不下利，但呕者，葛根加半夏汤主之。（《伤

寒论》)

（2）邪气外甚，阳不主里，里气不和，气下而不上者，但下利而不呕。里气上逆而不下者，但呕而不下利。与葛根汤，以散其邪，加半夏以下逆气。（成无己）

31. 桂枝麻黄各半汤

本方即桂枝汤、麻黄汤各三分之一，非各一半，宜名合半汤。

【组成】桂枝一两十六铢（去皮）　芍药　生姜（切）　甘草（炙）麻黄（去节）各一两　大枣四枚（擘）　杏仁二十四枚（汤浸，去皮尖及两仁者）

上七味，以水五升，先煮麻黄一二沸，去上沫，内诸药，煮取一升八合，去滓，温服六合（一合约为20毫升）。本云，桂枝汤三合，麻黄汤三合，并为六合，顿服。将息如上法。

【方义】本方即桂枝汤、麻黄汤各取三分之一，非各一半，宜名合半汤，为发汗轻剂。太阳病经久不愈，正气虚不可发汗，但邪气未解，又不可不汗。故邪郁于表，不得小汗出，面热身痒，邪在轻虚浮浅之处，以本方达之。

【运用】寒热如疟，热多寒少，一日二三度发，脉浮弱，或浮紧，头疼身痛，发热有汗或无汗，或喘咳者。以桂枝汤主表虚，麻黄汤主表实，今二方合而用之，乃解其表不虚不实者。

【适应证】

（1）太阳病，得之八九日，如疟状，发热恶寒，热多寒少，其人不呕，清便欲自可，一日二三度发。脉微缓者，为欲愈也；脉微而恶寒者，此阴阳俱虚，不可更发汗、更下、更吐也；面色反有热色者，未欲解也，以其不能得小汗出，身必痒，宜桂枝麻黄各半汤。（《伤寒论》）

（2）本方可活用于外邪之坏证者，或类疟者不必论，并宜于其他风疹而痒痛者。（《勿误药室方函口诀》）

（3）患风邪后，腰痛不止，医作疝疗，其痛益剧，一夕使服此方，发汗，脱然而愈。（《勿误药室方函口诀》）

（4）荨麻疹而有本方证之目标时，选用本方有卓效。（大冢敬节）

（5）痘、疮，热气如灼，表郁难以见点，或见点稠密，风疹交出，或痘不起胀，喘咳咽痛者。（《类聚方广义》）

32. 桂枝二麻黄一汤

本方即桂枝汤十二分之五，麻黄汤九分之二合方。

【组成】桂枝一两十七铢（去皮） 芍药一两六铢 麻黄十六铢（去节） 杏仁十六个（去皮尖） 生姜一两六铢（切） 甘草一两二铢（炙）大枣五枚（擘）

上七味，以水五升，先煮麻黄一二沸，去上沫，内诸药，煮取二升，去滓，温服一升，日再服。本云：桂枝汤二分，麻黄汤一分，合为二升，分再服，今合为一方，将息如上法。

【方义】本方即桂枝汤十二分之五，麻黄汤九分之二的合方，也是桂枝汤与麻黄汤2∶1用量的合方，较桂枝麻黄各半汤发汗力更轻微一点。风寒的邪气，容于营卫之间，寒热一日再发，或三度发，故与桂枝二以解肌邪，麻黄一以解表邪，这和疟邪伏于募原的寒热发作有时，日不再发，是有区别的。

【运用】本方与桂麻各半汤略同，以其人大汗出后，体气较虚，故桂枝略重，而麻黄略轻。《伤寒论方解》讲："临床所遇的病例中，常有见证介乎麻、桂两方之间者。例如，患者颇类桂枝汤证，但是时气温低，患者汗很少，脉微有紧象，或兼有喘嗽，或身有风疹，肌肤粟起，这样便不能独任桂枝汤。又如见证颇类麻黄汤证，但因是时气温不过低，患者皮肤不粟起，脉亦不过紧张，这样便不完全适用麻黄汤，对于这些患者的处理，桂麻各半及桂二麻一两方，便大有用处。"

【适应证】

（1）服桂枝汤，大汗出，脉洪大者，与桂枝汤如前法。若形似疟，一日再发者，汗出必解，宜桂枝二麻黄一汤。（《伤寒论》）

（2）荨麻疹夜间瘙痒，不得眠，食欲及大便正常，舌润无苔，胃内停水著明者。（《古方临床之应用》）

33. 桂枝二越婢一汤

本方即桂枝汤取四分之一，越婢汤取八分之一。

【组成】桂枝（去皮） 芍药 麻黄 甘草（炙）各十八铢 大枣四枚（擘） 生姜一两二铢（切） 石膏二十四铢（碎，锦囊）

上七味，以水五升，煮麻黄一二沸，去上沫，内诸药，煮取二升，去滓，温服一升。本云：当裁为越婢汤、桂枝汤合之，饮一升。今合为一方，桂枝汤二分，越婢汤一分。

【方义】本方即桂枝汤取四分之一，越婢汤取八分之一，比例为桂枝汤二分，越婢汤一分。麻黄、桂枝同用能发汗，配以石膏，其发汗泄热的力量就更大，但配有芍药，其发汗的力量就减弱下来，能适用于无汗证，也能适用于有汗证。本方麻黄只抵大青龙汤的八分之一，桂枝只有其四分之一，剂量很小，作用有限。本方实即大青龙汤以芍药易杏仁，名虽越婢辅佐桂枝，实则大青龙汤的变剂，去杏仁恶其从阳而辛散，用芍药以其走阴而酸收。桂枝二，和表以解肌热，越婢发汗泄热，是寓微汗于不发汗之中。

【运用】本方与桂枝麻黄各半汤，以及桂枝二麻黄一汤，三方都是为桂枝汤证失治致表不解而邪郁者设。桂麻各半汤及桂二麻一汤所主，尚无里证可言，不过表未得解而已。本方所主，不但表邪未解，同时里热亦起，其证情较前两方为重。

桂麻各半汤及桂二麻一汤、桂二越一汤，都是表虚经日不全愈，以致邪郁所致。桂枝汤证自汗出，今因时时闭汗，其证轻重不均。言日二三发者，其邪稍重，言日再发者，其邪稍轻，不言发数者，其邪尤重。凡疟疾热多寒少，肢体惰痛，日五七发后，择三方中之一，先发时温覆发汗，则一汗即愈，渴者宜桂二越一汤。三方都是截疟的良方。

【适应证】

（1）太阳病，发热恶寒，热多寒少，脉微弱者，此无阳也，不可发汗，宜桂枝二越婢一汤。（《伤寒论》）

注："桂枝二越婢一汤"句，宜移至"热多寒少"句后。

（2）太阳病久不解，虽可能偶有微汗出，但无汗时比较多，发热，

恶寒，热多寒少，烦渴而喘，脉浮滑而数者。（《伤寒论方解》）

（3）治太阳阳明合病，热多寒少而无汗者。（柯韵伯）

（4）风湿、痛风之初起，寒热间作，肢体疼重或挛痛，或走注肿起者。（《类聚方广义》）

【附记】《金匮要略》云："风水恶风，一身悉肿，脉浮不渴，续自汗出，无大热，越婢汤主之。

越婢汤方

麻黄六两　石膏半斤（碎，锦囊）　生姜三两（切）　甘草二两（炙）大枣十二枚（擘）

上五味，以水六升，先煮麻黄，去上沫，内诸药，煮取三升，分温三服。恶风者加附子一枚，炮。风水加白术四两。"

凡流感性肾脏炎、皮肤病湿疹、急性关节炎等实证，俱可选用。

34. 麻黄附子细辛汤

【组成】麻黄二两（去节）　细辛二两　附子一枚（炮，去皮，破八片）

上三味，以水一斗，先煮麻黄减二升，去上沫，内诸药，煮取三升，去滓，温服一升，日三服。

【方义】方中麻黄发汗、解散表寒，附子辛热、温经扶阳，细辛气温味辛、发散寒邪，三味配合，补散兼施，发微汗，则寒邪外达，不损阳气，为温经散寒、补散兼施的热剂。

【运用】原书指征有"脉沉反发热"。以无头痛，故名少阴病，阴证当无热，今反热，是寒邪在表，尚未传里，是皮肤郁闭而为热。故本方可用于阳虚衰弱体质及老人感冒、支气管炎等恶寒，头疼，身痛，微有发热，或无热，脉沉细无汗。若有恶寒发热、脉浮紧等发扬性症状，即不适用本方。

【适应证】

（1）少阴病，始得之，反发热，脉沉者，麻黄附子细辛汤主之。（《伤寒论》）

（2）治发热脉沉，两手足冷者，或脉微细而恶寒甚者。（《方机》）

（3）若初得病，便见少阴证，其人发热恶寒，身疼头不痛者，宜麻黄细辛附子汤，微汗之。（戴原礼）

（4）暴哑声不出，咽痛异常，卒然而起，或欲咳而不能咳；或无痰；或清痰上溢，脉多弦紧；或数疾无伦，此大寒犯肾，麻黄附子细辛汤温之，并以蜜制附子噙之，慎不可轻用寒凉之剂。（《张氏医通》）

（5）老人咳嗽吐痰，午后背脊洒淅恶寒后，微似发汗不止。一医以为阳虚之恶寒，与医王汤（补中益气汤），无效，服此方五帖而愈。（《勿误药室方函口诀》）

（6）春月病温，误治二旬，酿成极重死证，状热不退，谵语无伦，皮肤枯涩，胸膛板结，舌卷唇焦，身蜷足冷，二便略通，半渴不渴，面上一团黑滞。（中略）观其阴症、阳症，两下混在一区，治阳则碍阴，治阴则碍阳，与（伤寒）两感症之病情符合。（中略）于是以麻黄附子细辛汤，两解其表阴阳之邪，果然皮间透汗，而热全清。再以附子泻心汤，两解其在里阴阳之邪，果然胸前柔活，人事明了，诸证俱退，次日即思粥，以后竟不需药，只此二剂，而起一生于九死。（《寓意草》）

（7）少阴经头痛，三阴、三阳经不流行，而足寒气逆，为寒厥，其脉沉细，麻黄、附子、细辛为主。（《兰室秘藏》）

（8）（本方加川芎、生姜为附子细辛汤）治头痛连脑户，或但额阁与眉相引，如风所吹，如水所湿，遇风寒则极，常欲得热物熨。此由风寒客于足太阳之经，随经入脑，搏于正气，其脉微弦而紧，谓之风冷头痛。（《全生指迷方》）

（9）有头痛连脑者，此系少阴伤寒宜本方，不可不知。（《医贯》）

（10）脊椎上连巅顶，绵绵作痛者，乃房后寒邪直中肾经之故，投本汤其效如响，若服填补督脉之品，则如水投石。（《伤寒论类方汇参》）

（11）治寒邪犯齿，致脑齿痛，宜急用之，缓则不救。（《证治准绳》）

（12）虚寒性头痛，咽痛，用本方亦有效。（《伤寒论方解》）

（13）治肾脏咳，咳则腰背相引而痛，甚则咳涎。（《证治准绳》）

（14）（脚气）冷痹恶风者，非术、附、麻黄并用，必不能开，越婢加术附汤汗之，或麻黄附子细辛汤加桂枝、白术亦妙。（《张氏医通》）

35. 麻黄附子甘草汤

本方即麻黄附子细辛汤去细辛加甘草。

【组成】麻黄二两（去节） 甘草二两（炙） 附子一枚（炮，去皮，破八片）

上三味，以水七升，先煮麻黄一两沸，去上沫，内诸药，煮取三升，去滓，温服一升，日三服。

【方义】本方即麻黄附子细辛汤去细辛加甘草，去细辛之辛散，加甘草之甘缓，此少阴感寒之微发汗法。恶寒、发热、无汗是表证，主用麻黄，开腠理；但恶寒而脉沉为阳虚，须附子温经扶阳，麻黄与附子同用，使汗出表解；以甘草易细辛，微发其汗，甘以缓之，其与细辛的辛以散之，又少有不同。

【运用】本方较麻黄附子细辛汤稍轻，以其尚无里证，故犹有汗解之理。又以微发热，微恶寒，微发汗，因病外来，须达外始解。二三日尤吐利，烦躁，呕渴里证者，始可用此温经散寒的方剂，若有吐利，麻黄自非所宜。麻附辛汤有反发热脉沉，本方亦有反发热脉沉，但彼证言始得之为急，此证言得之二三日为缓，病势稍缓，治法也缓。

【适应证】

（1）少阴病，得之二三日，麻黄附子甘草汤微发汗。以二三日无（里）证，故微发汗也。（《伤寒论》）

（2）水之为病，其脉沉小，属少阴。浮者为风，无水虚胀者，为气。水，发其汗即已。脉沉者，宜麻黄附子汤。（《金匮要略》）

（3）少阴病，恶寒，身疼，脉沉微，无汗，微发热者。（《伤寒论方解》）

（4）病人寒热而厥，面色不泽，冒昧，两手忽无脉，或一手无脉（此是将汗，宜用本方以助其汗，汗出则愈）。（《证治准绳》）

（5）（高龄）盛夏畏冷（重裘不暖），以麻黄三分，附子三分，甘草一分，强之服。一服解一裘，两服而重裘皆弛矣。（《世补斋医书》）

（6）皮水，身面浮肿，气短，小便不利，脉浮而濡，或沉而小者。（《伤寒论方解》）

36. 麻黄连轺赤小豆汤

本方即麻黄汤去桂枝，加连翘、赤小豆、生梓白皮、生姜、大枣。

【组成】麻黄二两（去节） 连轺二两（连翘根是） 杏仁四十个（去皮尖） 赤小豆一升 大枣十二枚（擘） 生梓白皮一升（切） 生姜二两（切） 甘草二两（炙）

上八味，以潦水一斗，先煮麻黄，再沸，去上沫，内诸药，煮取三升，分温三服，半日服尽。

【方义】本方即麻黄汤去桂枝加连翘、赤小豆、生梓白皮、生姜、大枣。麻黄发表出汗，止咳逆，上气。连翘主痈肿恶疮。赤小豆，下水肿，排痈肿脓血。梓白皮主热毒疮疥，皮肤瘙痒。此四味药是本方的重要部分，生姜、大枣调和营卫，杏仁、甘草平喘和脾，有发汗、定喘、泄热祛湿、消肿、解毒等作用。

李时珍言"潦水，乃雨水所积"，可用田水。"连轺"，即连翘。梓白皮与桑白皮效用略同，李中梓言"可以桑皮代之"，《医宗金鉴》载"亦可以茵陈代之"。茵陈不如桑白皮能泻肺利水消肿。

【运用】皮肤病性浮肿及黄疸热郁表证。王孟英治夏月湿热发黄而表有风寒者，以麻黄易香薷，因夏月用香薷，与冬月用麻黄其理相同。

治疮毒内功，浮肿喘满证有卓效。如无喘满、浮肿，麻黄亦不可用。

【适应证】

（1）伤寒瘀热在里，身必黄，麻黄连轺赤小豆汤主之。（《伤寒论》）

（2）身热发黄，小便不利，胸中烦闷，呼吸困难，无汗，脉浮者。（《伤寒论方解》）

（3）疥疮在未治愈以前，突然疮枯内敛，发热无汗，喘咳，身面浮肿，小便不利，烦扰不安，甚则神志不清，脉弦硬而数者。（《伤寒论方解》）

37. 麻黄杏仁甘草石膏汤

本方即麻黄汤去桂枝加石膏。

【组成】麻黄四两（去节） 杏仁五十个（去皮尖） 甘草二两（炙）

石膏半斤（碎，锦囊）

上四味，以水七升，煮麻黄，减二升，去上沫，内诸药，煮取二升，去滓，温服一升。

【方义】本方即麻黄汤去桂枝加石膏。用麻黄发表是为郁热引出路，用石膏以清里是为邪热杜绝来源，杏仁利肺气，甘草和中，四药同用，对呼吸系统的饮热迫肺有显著的疗效。

桂枝加厚朴杏仁汤，乃桂枝证悉具而加喘，本方是热郁于肺，肺络受阻而作喘。

【运用】麻黄虽能发汗，但如配以石膏而不配以桂枝，则对风温初起发热，不恶寒无汗者可用，有汗者亦可用。对恶寒甚，肌肤粟起，绝无汗意，脉阴阳俱紧者，反不可用。其理由是因麻黄配以辛寒清热的石膏，而没有辛温通阳的桂枝相协，便不是辛温发汗剂，而是辛凉解热剂。它的主要作用，是发泄里热而不是发散表寒，虽然有一些发汗作用，但力量不大，对发热有汗不禁忌，对恶寒无汗者，反不甚适合。

凡外感汗下后，汗出而喘为实，无大热（体表无显热，非全无热），汗出因伏热逼出，富黏稠性，臭气强，与桂枝证自汗异趣。

【适应证】

（1）发汗后，不可更行桂枝汤。汗出而喘，无大热者，可与麻黄杏仁甘草石膏汤。（《伤寒论》）

（2）下后不可更行桂枝汤，若汗出而喘，无大热者，可与麻黄杏仁甘草石膏汤。（《伤寒论》）

（3）咳嗽，汗出而喘，甚则鼻扇，不恶寒，但发热，有汗时热较低，无汗时热便高，烦躁，渴饮，脉浮滑而数者。（《伤寒论方解》）

（4）身热，咽喉疼痛，气息不平，喉中有痰声，口干渴饮，小便赤而少，脉浮大而数者，可用本方加祛痰药治之。（《伤寒论方解》）

（5）冬月咳嗽，寒痰结于咽喉，语声不出者，此寒气客于会厌，故卒然而喑也，麻杏甘石汤。（《张氏医通》）

（6）身热而喘，小便少而赤，面目浮肿，烦躁，渴饮，舌红，脉浮数者。（《伤寒论方解》）

（7）凡新受外感作喘嗽，及头疼、齿痛、两腮肿疼，其病因由于外

感风热者，皆可用之。曾治白喉证，及烂喉痧证，麻黄用一钱，生石膏恒重至二两（立效）。(《医学衷中参西录》)

（8）秋后凉风外袭，伏热内蒸，以致咳嗽或喘，宜此汤加桑皮、象贝、枯芩、苏子之类，麻黄须蜜炙或水炒。(《伤寒论类方汇参》)

（9）小儿百日咳之痉挛性剧咳，或呕吐，或咳血，无论有热或无热，每获顿挫之效。且咳血者，往往血即止，痉咳亦显著缓解也。(《古方临床之运用》)

（10）治喘咳不止，面目浮肿，咽干口渴，或胸痛者。(《类聚方广义》)

（11）哮喘，胸中如火，气逆涎潮，大息呻吟，声如拽锯，鼻流清涕，心下硬塞，巨里动如奔马者。(《类聚方广义》)

（12）肺痈，发热，喘咳，脉浮数，臭痰脓血，渴欲饮水者，宜（本方）加桔梗，有时以白散攻之。(《类聚方广义》)

（13）咽喉肿痛，因于风火者，宜本方。(周凤岐)

（14）治伤寒发热，头疼脑痛（本方去杏仁加茶葱煎服）。(《三因极一病证方论》)

（15）痧疹发于暴寒之时，肌表头面不透，是外袭寒邪内蕴伏邪，宜两解肺卫之邪。宜此汤加桔梗、薄荷、射干、牛蒡主之。(《伤寒论类方汇参》)

（16）痧闭。痧出于肺，闭则火毒内攻，多致喘闷而殆（本方攻专效速）。(秦宝璞)

（17）参《伤寒论汇要分析》，无论大叶性肺炎或支气管肺炎初期，患者体温通常在 39～40℃，发热咳嗽，胸部疼痛，呼吸迫促，喉间痰壅，用本方能够使体温下降，痰易咯出，并能消除炎性渗出物，而缓解急迫。

（18）本方主症，为烦渴喘咳，凡支气管炎、支气管喘息、百日咳、白喉等而有烦渴喘咳之症者，悉主之。唯白喉须早投之（在起病24小时内），轻者数小时，重者一昼夜，热退身和，肿痛悉去。(《伤寒论今释》)

【附记】治哮喘及气管炎经验方。

（1）方剂组合一

半夏、陈皮、茯苓、炙甘草、川芎、桑白皮、川贝、杏仁、青皮、五味子、当归、冰糖各二两。

服四剂，禁盐七日、房事五日。

（2）方剂组合二

白果三钱，麻黄三钱，扁蓄三钱，灯心草二分，甘草一钱半，生姜三片，葱白一根，细茶叶三钱。

恶寒发热者，加紫苏三钱；久咳不止者，去茶叶，加冰糖一两。

38. 大青龙汤

本方即麻黄汤加重麻黄用量，再加石膏、生姜、大枣。

【组成】麻黄六两（去节） 桂枝二两（去皮） 甘草二两（炙） 杏仁四十枚（去皮尖） 生姜三两（切） 大枣十枚（擘） 石膏如鸡子大（碎）

上七味，以水九升，先煮麻黄，减二升，去上沫，内诸药，煮取三升，去滓，温服一升。覆取微似汗。汗出多者，温粉粉之。一服汗者，勿更服。若复服，汗出多者，亡阳遂虚，恶风，烦躁，不得眠也。

【方义】本方即麻黄汤加重麻黄用量，再加石膏、生姜、大枣，又为麻黄汤和越婢汤的合方，是发汗峻剂。其重用麻黄汤的目的是加强发汗的作用，以生姜、大枣调津液、和胃气，以石膏清里热、除烦躁。烦躁是热伤其气，不能作汗，以石膏泄热除烦躁，但其性大寒沉降，恐内热顿除，表寒不解，变为寒中，协热下利，故必倍麻黄以发表，以甘草和中，更用姜、枣调和营卫，一汗而表里俱解，诸患悉平。

【运用】本方解表发汗的作用，较麻黄汤更强，适用于表寒里热，表实无汗，里热烦躁者。有汗者不可用，纵然无汗，而皮肤不过干燥，脉浮而不紧者，亦不可轻用。

伤寒邪郁于表，不得汗出，其人躁乱不安，身心如无奈何？脉浮紧或浮数有力，是用本方的依据，发汗则愈，譬如亢热，一雨而凉。

本方主高热无汗，烦躁喘咳，麻杏甘石汤内无有桂枝，有汗无汗都可用。本方不但麻黄剂量较大，且有桂枝相协，其发汗的力量比麻杏甘石汤大得多，也比麻黄汤大得多。正因本方发汗解热的作用之峻，很容易发泄阳气，影响心力。凡阳气不足，表虚无汗，脉象微弱者，一律忌用，如误用便可能招致汗出不止、四肢逆冷、筋惕肉瞤的亡阳虚脱证，因此在使用本方之前，脉证一定要仔细审辨。

【适应证】

（1）太阳中风，脉浮紧，发热恶寒，身疼痛，不汗出而烦躁者，大青龙汤主之。若脉微弱，汗出恶风者，不可服之，服之则厥逆，筋惕肉瞤，此为逆也。（《伤寒论》）

（2）伤寒，脉浮缓，身不疼，但重，乍有轻时，无少阴证者，大青龙汤发之。（《伤寒论》）

（3）病溢饮者，当发其汗，大青龙汤主之。（《金匮要略》）

（4）参《古方临床之运用》，患者支气管炎肺炎，气急胸痛，咳嗽，痰中带瘀血，后高热，无汗，身疼痛，颜面及两颧绯红，烦躁，喘咳，两胁痛，脉弦紧，本方加鲜竹沥，旋即大汗淋漓，分利解热而愈。

（5）产后浮肿，腹部胀满，大小便不利，饮食不进。年许，病愈进，短气微喘。（中略）与大青龙汤，温覆之，其夜大发热，汗出如流。翌日，又与之如初，三四日后，小便通利，日数行，五六日间，腹满如忘。（《生生堂治验》）

（6）何保义从王太尉军中，得伤寒，脉浮涩而紧。予曰：若头疼发热，恶风无汗，则麻黄证也；烦躁，则青龙汤证也。何曰：今烦躁甚。予投以大青龙汤，三投汗解。（《伤寒九十论》）

（7）（老人）发热恶寒，无汗，似睡非睡，不欲转侧，神倦懒言。全身疼痛，人感烦躁。脉浮而微数，触其两胫颇热。本证属（邪热闭郁）寒邪外束，阳热内郁，当用大青龙汤双解表里邪热。服药二次即停药，全身微汗出，诸证悉除。（《伤寒论汇要分析》）

（8）（大青龙汤加黄芩）治寒疫头疼，身热无汗，恶风烦躁者，此方主之。（《济阴纲目》）

（9）（大青龙汤）治温病时，恒以薄荷代方中桂枝，尤为妥稳。曾治一人冬日得伤寒证，胸中异常烦躁，医者不识为大青龙汤证，竟投以麻黄汤，服后分毫无汗，胸中烦躁益甚，自觉屋隘莫能容，诊其脉洪滑而浮，治以大青龙汤，为加天花粉八钱，服后五分钟，周身汗出如洗，病

若失。(《医学衷中参西录》)

（10）治麻疹，脉浮紧，寒热头眩，身体疼痛，喘咳，咽痛，不汗出而烦躁者。(《类聚方广义》)

（11）治雷头风，发热恶寒，头脑剧痛如裂，每夜不能眠者；若心下痞，胸膈烦热者，兼服泻心汤，黄连解毒汤。若胸膈有饮，心中满，肩背强急者，当以瓜蒂散吐之。(《类聚方广义》)

（12）大青龙汤治上冲咳嗽，内眦赤脉，及烂弦风。(《眼科锦囊》)

（13）治眼目疼痛，流泪不止，赤脉怒张，云翳四围，或眉棱骨疼痛，或头疼耳痛者；又治烂睑风，涕泪稠黏，痒痛甚者（以本方加车前子佳）。(《类聚方广义》)

【附记】《孝慈备览》扑身止汗法：麸皮、糯米粉二合（一合约为20毫升），牡蛎、龙骨各二两，共为极细末，以疏绢包裹，周身扑之，其汗自止。

39. 小青龙汤

本方即桂枝汤去大枣、生姜，加麻黄、细辛、半夏、干姜、五味子。

【组成】麻黄二两（去节） 芍药二两 细辛二两 干姜三两 甘草二两（炙） 桂枝二两（去皮） 五味子半升 半夏半升（洗）

上八味，以水一斗，先煮麻黄，减二升，去上沫，内诸药，煮取三升，去滓，温服一升。

【方义】本方即桂枝汤去大枣、生姜，加麻黄、细辛、半夏、干姜、五味子，治表不解，心下有水气，外散风寒，内除水饮，为表里双解之剂。寒伤太阳，表不解，动其里水，以麻桂去太阳表邪，细辛逐水气，半夏除呕，五味子止咳。水与邪结，以干姜温胃散邪。细辛、五味子同用，一散一收，有抑制喘咳作用。干姜、半夏同用，一开一降，有温散水饮作用。

大青龙汤是麻黄汤的变方，小青龙汤是桂枝汤的变方。大青龙汤表证多，只有烦躁为里证；小青龙汤里证多，只有发热为表证。本方专治水气，以汗为水类，肺为水源，邪汗未尽，必停于肺胃之间，病属有形，非一味发散所能除。

【运用】风寒夹水气，浸渍胸中及肺胃间，发热干呕而咳，咳时发热，热则咳剧，有持续不断的咳嗽。患者咳嗽之痰，质稀色白，或初虽稠黏，但不久便有部分化如水样。

流行性感冒，病势重笃，初起恶寒战栗，继以高热，咳嗽而喘，有炎性渗出物，内热未起，口不渴，舌无苔者，此可用。慢性喘息，无阴虚内热，而有湿象者亦可用。不过寒热轻微，表不甚实者，麻黄、桂枝之用量当要减少。

屠俊夫说："若微利，去麻黄，加荛花，如一鸡子大，熬令赤色。"

《经方观止》载："荛花即芫花类也，以之攻水，其力甚峻，用五分可令人下行数十次，岂有治停饮之微利，而用鸡子大之荛花者乎，似当改加茯苓四两。"

喘者去麻黄，恐汗多亡阳，如无汗而喘，则麻黄亦可用。《医学衷中参西录》载："有血证者，最忌桂枝，不甚忌麻黄，用此方时，宜稍为变通，去桂枝，留麻黄，再加生石膏，服之亦可愈病，且妥善无他虞。"

陆渊雷认为小青龙汤为呼吸系统急性病的主方，主证为发热恶寒，剧咳而头痛。以其剧咳，有炎性渗出物，故曰心下有水气，干呕则非必见之症。西医所说的大叶性肺炎、支气管肺炎、支气管螺旋体病、急性支气管炎、渗出性胸膜炎等，此等病患处往往觉得刺痛，咳时尤甚，其咳始则干涩无痰，继则有黏厚之锈色痰，呼吸困难，不能平卧，高热，持久发热而咳。病至极期，往往谵妄昏迷，见脑症状。当其初起时热势未剧，急用本方（或加石膏）解表逐水镇咳，可以缩短疾病经过，弭患于无形。

【适应证】

（1）伤寒表不解，心下有水气，干呕，发热而咳，或渴，或利，或噎，或小便不利，少腹满，或喘者，小青龙汤主之。（《伤寒论》）

（2）伤寒心下有水气，咳而微喘，发热不渴，服汤已渴者，此寒去欲解也，小青龙汤主之。（《伤寒论》）

（3）病溢饮者，当发其汗，大青龙汤主之，小青龙汤亦主之。（《金匮要略》）

（4）咳逆，倚息不得卧，小青龙汤主之。（《金匮要略》）

（5）妇人吐涎沫，医反下之，心下即痞，当先治其吐涎沫，小青龙汤主之。涎沫止，乃治痞，泻心汤主之。（《金匮要略》）

（6）参《太平惠民和剂局方》知，小青龙汤治形寒饮冷，内伤肺经，咳嗽喘急，呕吐涎沫。

（7）冬月嗽而发寒热，谓之寒嗽，小青龙汤加杏仁。（《张氏医通》）

（8）恶寒发热，脉浮无汗，咳嗽气喘，痰多而稀，鼻流清涕，干呕不渴，小便不利，或腹痛下利，舌苔水滑者。（《伤寒论方解》）

（9）小青龙治上冲、头痛、发热、恶风，或白膜血斑，由咳嗽者。（《眼科锦囊》）

【附记】

（1）肺胀，咳而上气，烦躁而喘，脉浮者，心下有水，小青龙汤加石膏汤主之。（《金匮要略》）

小青龙汤加石膏汤：发热咳嗽，多吐白沫者，以平剂缓图，则不日成劳（痨）矣。予乘其初起，用小青龙加石膏。（《方舆輗》）

小青龙汤加石膏汤，即桂枝汤去大枣、生姜，加麻黄、细辛、半夏、干姜、五味，再加石膏。

麻黄三两　细辛三两　芍药三两　干姜三两　甘草二两（炙）　桂枝三两　五味子半升　半夏半升　石膏二两

上九味，以水一斗，先煮麻黄，减二升，去上沫，内诸药，煮取三升，去滓，强人服一升，赢者减之，日三服，小儿服四合。

（2）咳而上气，喉中水鸡声射干麻黄汤主之。（《金匮要略》）

射干麻黄汤，方药如下：

射干三两　麻黄四两　生姜四两　细辛三两　紫菀三两　款冬花三两　五味子半升　大枣七枚　半夏半升（洗）

上九味，以水一斗二升，先煮麻黄，二沸，去上沫，内诸药，煮取三升，分温三服。

射干、紫菀、款冬花利肺气，麻黄、细辛、生姜发散邪气，半夏降逆，五味子收敛，大枣安中，以成一方之妙用。治哮喘及久咳不止者。

【原按】若渴，去半夏，加瓜蒌根三两。瓜蒌根味甘、微苦、酸，性微寒，清热生津，止口渴。治热盛津伤口渴者，尤当常用瓜蒌根，亦可用于痈肿，唯脾胃虚寒者禁用。

若微利，去麻黄，加荛花如一鸡子，熬令赤色。若噎者，去麻黄加附子一枚炮。若小便不利，少腹满，去麻黄加茯苓四钱。若喘，去麻黄加杏仁半升。

40. 麻黄升麻汤

【组成】麻黄二两半（去节）　升麻一两一分　当归一两一分　知母十八铢　黄芩十八铢　萎蕤十八铢　芍药六铢　天门冬六铢（去心）　桂枝六铢（去皮）　茯苓六铢　甘草六铢（炙）　石膏六铢（碎，锦囊）　白术六铢　干姜六铢

上十四味，以水一斗，先煮麻黄一两沸，去上沫，内诸药，煮取三升，去滓，分温三服。相去如炊三斗米顷，令尽，汗出愈。

【方义】本方为清上温下、扶正益阴、发越郁阳之剂。方中麻黄、桂枝发汗解表。升麻、甘草解表利咽。石膏、知母、黄芩清热除烦。白术、茯苓、干姜健脾利水。当归、芍药和营止痛。萎蕤、天冬养阴润肺。总的说来，升麻、萎蕤、黄芩、石膏、知母、天冬，是升举走上清热的药味，用以避下寒而滋上。麻黄、桂枝、干姜、当归、芍药、白术、茯苓、炙草为辛甘走外、温散的药品，用以避上热而和内。

【运用】本方证为上热下寒、正虚阳郁、肺热脾寒，并非纯阴寒邪所引起的阴阳错杂、寒热混淆的变证。若温下反助上热，欲清上愈益中寒，故为难治，当于表里上下处求治法。下寒上热，因为难治，里寒无汗，还宜解表。因其气血尚未败坏，营卫尚未损伤，所以可用本方解表和里，清上温下，随证施治。本方去麻黄、升麻、桂枝、干姜、白术、当归等辛温药品，可治风温。

【适应证】

（1）伤寒六七日，大下后，寸脉沉而迟，手足厥逆，下部脉不至，咽喉不利，唾脓血，泄利不止者，为难治，麻黄升麻汤主之。（《伤寒论》）

注：此所叙的证候，不足据以使用本方。

（2）夫邪深入而阳内陷，寸脉沉而迟，故用麻黄、升麻，升举以发

之。手足厥逆，下部脉不至，故用当归、姜、桂，温润以达之。然芍药
敛津液，而甘草以和之，咽喉可利也。萎（葳）蕤、门冬以润肺，而黄
芩、知母以除热，脓血可止也。术能燥土，苓能祛湿，泄利可愈也。石
膏有撤热之功，所以为斡旋。诸佐使而妙其用焉。（方有执）

（3）君以麻黄，取捷于得汗也。升麻解毒，当归和血，故以为臣，
然后知母、黄芩清肺热，萎（葳）蕤、麦冬保肺阴，姜甘三白治泄利。
复以桂枝、石膏辛凉化汗，入营出卫，从肺气以达四末，纪律森严，孰
识良工心苦哉！（王朴庄）

（4）阳毒发斑之类，虽经误下而正气未陷者。（《伤寒论方解》）

（5）有不因下而自利，加衄血者，宜此方。（《伤寒总病论》）

（6）若瘟毒瘴利，表里不分，毒邪沉炽，或咳，或脓，或血者。
（《伤寒选录》）

六、柴胡汤类

本类计七方，以小柴胡汤为主，其余各方，都是从小柴胡汤加减化
裁组合而成。本类方主治少阳半表半里证，尤以半里的胸胁、腹中、肠
胃间的气郁结滞，患者自觉胸胁、腹中胀痛痞塞不舒为主。滞气复与水、
热、痰、食等邪气搏结不散，妨碍脏腑正常运行活动，致成痼疾。本类
方剂可以消除之。故本类方剂除柴胡加芒硝汤外，其他各方，俱可适当
广泛应用于多种急、慢性疾病。

41. 小柴胡汤

本方一名三禁汤，以其所主证候禁发汗、禁泻下、禁催吐之故。

【组成】柴胡半斤　黄芩三两　人参三两　甘草三两（炙）　生姜三
两（切）　大枣十二枚（擘）　半夏半升（洗）

上七味，以水一斗二升，煮取六升，去滓，再煎取三升。温服一升，
日三服。

若胸中烦而不呕者，去半夏、人参，加栝楼实一枚。若渴，去半夏，
加人参，合前成四两半，栝楼根四两。若腹中痛者，去黄芩，加芍药三

两。若胁下痞硬，去大枣，加牡蛎四两。若心下悸、小便不利者，去黄芩，加茯苓四两。若不渴，外有微热者，去人参，加桂枝三两，温服微汗愈。若咳者，去人参、大枣、生姜，加五味子半升，干姜二两。

【方义】本方一名三禁汤，以其所主证候禁发汗、禁泻下、禁催吐之故。因为小柴胡汤的作用既不发汗，又不下泻，更不催吐，而只是和里以解表，又名和解剂。

柴胡味苦、平，性微寒，无毒，能疏少阳之郁滞。主治胸胁苦满，胁下痞硬，寒热邪气，腹中痛，头痛，目昏，障翳，消痰除烦，五疳羸热，妇人热入血室，经水不调。并治劳乏羸瘦，疟疾，胸腹、肠胃中结气。治以宣畅气血，疏肝开郁，和解表里，推陈致新。柴胡用量过重，反能令人水泻，故内寒便溏者，柴胡便不适用。

瓜蒌实，性味甘寒，反乌头，开痞散结，降火涤痰。主治痰火凝聚，喘咳气急，对胸痹、结胸疗效很好，乳痈亦多用之。瓜蒌仁滑肠通便，寒饮及脾胃虚作泻者忌用。

柴胡行少阳经，黄芩苦寒，治里热，口苦。生姜、半夏治胃寒而呕，人参安胃和中，大枣甘温补脾。本方开郁降逆，无汗下之，用隐喻汗下之旨。七味主治，在中不及下焦，故称之曰"小"。

柴胡去少阳之邪，人参健脾胃之气，二药同用，使不犯脾用，各归本经，中土气旺，寒热自平。

方中升清降浊，通调经府，是和其表里以转枢机。

去渣再煎，恐刚柔不相济，有碍于和，经再煎而药性合和，其汤浓郁甘柔，使经气相融。

【运用】本方邪传少阳，惟有和解，汗、吐、下三法皆在所禁。以其邪在半表半里，在半表是客邪为病，在半里是主气受病。

胸胁苦满，是说肋骨弓下沿，前胸壁里面，向胸腔按压时，能触到一种抵抗物，有压痛的感觉。此处恰当横膈膜下，肝、脾、膵（膵，胰腺的旧称）三脏淋巴有肿胀硬结，是少阳之气抑郁不舒。但在急性病中，这不是运用本方的主要指征。

本方可治疟疾。凡寒之疟，可以升散，暑湿之疟，必须清解。暑疟误用本方，将热邪肝火，一并升提，遂呕逆头眩，汗出壮热，胁痛耳聋，神昏欲绝。凡暑湿温热，诸疟所忌，以其有人参、甘草、生姜、大枣温补助邪，不可不知。

小柴胡汤其功效主要是和解少阳、和胃降逆、扶正祛邪。其治法用途较多，可应用于初期肺病，如肺门淋巴结核、肺炎、感冒有微热，以及急性淋巴结炎，中耳炎蓄脓证，身体衰弱等。小儿腺病体质，遭到感冒身热、肋膜炎、扁桃体炎、衰弱体质、下痢等，用本方或合小陷胸汤施治效果好。

【适应证】

（1）伤寒五六日，中风，往来寒热，胸胁苦满，嘿嘿不欲饮食，心烦喜呕，或胸中烦而不呕，或渴，或腹中痛，或胁下痞硬，或心下悸，小便不利，或不渴，身有微热，或咳者，小柴胡汤主之。（《伤寒论》）

（2）血弱气尽，腠理开，邪气因入，与正气相持，结于胁下。正邪分争，往来寒热，休作有时，嘿嘿不欲饮食。脏腑相连，其痛必下，邪高痛下，故使呕也。小柴胡汤主之。服柴胡汤已，渴者，属阳明，以法治之。（《伤寒论》）

（3）得病六七日，脉迟浮弱，恶风寒，手足温，医二三下之，不能食，而胁下满痛，面目及身黄，颈项强，小便难者，与柴胡汤，后必下重。本渴饮水而呕者，柴胡不中与也，食谷者哕。（《伤寒论》）

（4）伤寒四五日，身热恶风，颈项强，胁下满，手足温而渴者，小柴胡汤主之。（《伤寒论》）

（5）伤寒中风，有柴胡汤证，但见一证便是，不必悉具。凡柴胡汤病证而下之，若柴胡证不罢者，复与柴胡汤，必蒸蒸而振，却复发汗出而解。（《伤寒论》）

（6）妇人中风，七八日续得寒热，发作有时，经水适断者，此为热入血室，其血必结，故使如疟状，发作有时，小柴胡汤主之。（《伤寒论》）

（7）阳明病，发潮热，大便溏，小便自可，胸胁满不去者，与小柴胡汤。（《伤寒论》）

（8）阳明病，胁下硬满，不大便而呕，舌上白胎者，可与小柴胡汤。上焦得通，津液得下，胃气因和，身濈然汗出而解。（《伤寒论》）

（9）本太阳病不解，转入少阳者，胁下硬满，干呕不能食，往来寒热，尚未吐下，脉沉紧者，与小柴胡汤。（《伤寒论》）

（10）阳明中风，脉弦浮大而短气，腹都满，胁下及心痛，久按之气不通，鼻干，不得汗，嗜卧，一身及目悉黄，小便难，有潮热，时时哕，耳前后肿，刺之小差，外不解，病过十日，脉续浮者，与小柴胡汤。（《伤寒论》）

（11）呕而发热者，小柴胡汤主之。（《伤寒论》）

（12）伤寒差以后，更发热，小柴胡汤主之。（《伤寒论》）

（13）太阳病，十日以去，脉浮而细，嗜卧者，外已解也。设胸满胁痛者，与小柴胡汤。（《伤寒论》）

（14）伤寒五六日，头汗出，微恶寒，手足冷，心下满，口不欲食，大便硬，脉细者，此为阳微结，必有表，复有里也。脉沉，亦在里也。汗出为阳微，假令纯阴结，不得复有外证，悉入在里。此为半在里半在外也。脉虽沉紧，不得为少阴病。所以然者，阴不得有汗，今头汗出，故知非少阴也，可与小柴胡汤。设不了了者，得屎而解。（《伤寒论》）

（15）诸黄，腹痛而呕者，宜柴胡汤。（《金匮要略》）

（16）产妇郁冒，其脉微弱，呕不能食，大便反坚，但头汗出，所以然者，血虚而厥，厥而必冒，冒家欲解，必大汗出，以血虚下厥，孤阳上出，故头汗出。所以产妇喜汗出者，亡阴血虚，阳气独盛，故当汗出，阴阳乃复，大便坚，呕不能食，小柴胡汤主之。（《金匮要略》）

（17）妇人在草蓐，自发露得风，四肢苦烦热，头痛者，与小柴胡汤。（《金匮要略》）

（18）伤暑发大热，头痛，自汗，咽疼，烦躁，腹中热缓，诸药不效者，小柴胡最良。（《仁斋直指方》）

注：宜小柴胡汤合白虎汤。

（19）咽干，喉塞，亡血家，淋家，衄家，疮家，动气，并不可汗等，皆用此汤。（《仁斋直指方》）

（20）小柴胡汤，治挟岚嶂溪源蒸毒之气，自岭以南，地毒苦炎，燥湿不常，人多患此。其状血乘上焦，病欲来时，令人迷困，甚则发躁狂妄。有哑而不能言者，皆由败血瘀心，毒涎聚于脾所致。于此药中加大

黄、枳壳各五钱。(《世医得效方》)

（21）身热赤斑而痒痛，左关脉弦数，此因肝火血热也，以本方加生地、山栀、丹皮治之。(《医方口诀集》)

（22）痘疮靥后，身热不退，或寒热往来者（用本方）。(《保赤全书》)

（23）小柴胡汤，治一切扑伤等证。因肝胆经火盛作痛，出血，自汗，寒热往来，日晡发热，或潮热，身热，咳嗽发热，胁下作痛，两胠痞满者。(《正体类要》)

（24）两耳前后，俱属少阳所主，今见红肿痛甚，是风热之邪，聚于少阳（宜本方）。(《伤寒论类方汇参》)

（25）治阳毒伤寒，四肢壮热，心膈烦躁，呕吐不定，于本方去大枣，加麦冬、竹叶。(《太平圣惠方》)

（26）黄龙汤（即本方）治伤寒瘥后，更头痛、壮热、烦闷之方。(《备急千金要方》)

（27）伤寒盗汗，责在半表半里，为胆有热也，专用小柴胡汤。(《伤寒绪论》)

（28）（小柴胡汤治）男女诸热出血，衄血吐血者，血热蕴隆（于本方加乌梅）。(《仁斋直指方》)

（29）咳嗽初由风寒，久久不愈，则声哑羸瘦，痰中带血，气喘偏睡，变成虚劳（勿用甘润滋养之品，致缠绵难愈。仲景云："上焦得通，津液得下，胃气因和。"小柴胡去人参、生姜、大枣，加干姜、北味，治痨伤咳嗽甚效）(《伤寒论类方汇参》)

（30）疟发时，耳聋胁痛，寒热往来，口苦喜呕，脉弦者，名曰风疟，此方主之。(《皇汉医学》引《名医方考》)

（31）病疟，热多寒少，疟利并作且呕，脉之，但弦。投以本方加芍药，未至五帖，诸证并瘥。(《医方口诀集》)

（32）疟发时一身尽痛，手足沉重，寒多热少，脉濡者，名曰湿疟，（柴平汤）主之。(《医方考》)

（33）妇人经期感冒，经水忽停，发热，谵妄，胸胁胀痛，干呕，头痛，脉弦者。(《伤寒论方解》)

（34）月事不顺，小腹结块，时痛时止，三四年不愈，形体颇瘦，饮食无味，以后即脐腹疼痛不已（左胁有凝物拘挛，投抵当丸不效者），因用柴物（即小柴胡汤合四物汤）加莪术、苏木、郁金等，则下白物六七块，调理数日全愈。（《餐英馆疗治杂话》）

（35）值月经来潮，寒热交作，心烦胸满，瞑目谵语，小腹疼痛。（此）为热入血室证，拟小柴胡汤，只服一剂，诸证均除。（《伤寒论汇要分析》）

（36）一妇人发黄，心中烦乱，口燥，胸胁若满，不欲食。数日后，目盲无所见。余乃作此汤（小柴胡汤）及芎黄散（川芎、大黄为散）与之，目遂复明。一月余，诸证痊愈。（《医方口诀集》）

（37）小柴胡汤，治瘰疬乳痈，便毒下疳，及肝胆经分，一切疮疡，发热，潮热，或饮食少思。（《古今医统大全》）

（38）马刀夹瘿者，因其根盘似马刀故。瘰疬之形状，耳下及颈项处，累累历历凝结于皮肤之内，此凝结物，与俗名痰核者同，无底浅根，此非因痰之故，皆由瘀血结于络中，小柴胡汤加石膏汤，有神效。（吉益难涯）

（39）通身浮肿，心胸烦满，小便不利，脚尤濡弱，众医无效。先生诊之胸胁烦胀，心下痞硬，作小柴胡汤使饮之。尽三服，小便快利，肿胀随减。未满十服，痊愈。（《建殊录》）

（40）小柴胡汤，治妇人风邪，带下五色。（《济阴纲目》）

（41）不食吐酸，明是木气不舒，上克脾土，土畏木克，故不食。酸属木，乃是禀少阳热气所化，土木相凌，故见以上症形。小柴胡汤力能舒少阳之气，少阳之气伸，即不克制脾土，两经气平，而病自不作。（《伤寒论类方汇参》）

（42）鼻流浊涕，名曰鼻渊，此胆热移于脑也，宜小柴胡汤，外用吹药。（《伤寒论类方汇参》）

（43）不时寒热，脉上鱼际，此血盛之证，用本方加地黄治之。（《医方口诀集》）

（44）治肝脏发咳，两胁下痛，甚则不可以转，转则两胠下满。（《玉机微义》）

（45）本方治胸胁苦满，寒热往来，目痛鼻干，不能眠。（《眼科

锦囊》)

42. 大柴胡汤

本方即小柴胡汤去人参、甘草，加枳实、芍药（或加用大黄）。

【组成】柴胡半斤　黄芩三两　芍药三两　半夏半升（洗）　生姜五两（切）　枳实四枚（炙）　大枣十二枚（擘）　大黄二两

上七味，以水一斗二升，煮取六升，去滓，再煎（取三升），温服一升，日三服。

一方加大黄二两，若不加，恐不为大柴胡汤。

【方义】本方即小柴胡汤去人参、甘草，加枳实、芍药（或加用大黄）。柴胡治胸胁苦满，黄芩解热，生姜、半夏镇呕吐。大黄、枳实主热结在里，心下急，郁郁微烦。芍药开阴结，大黄与芍药合用，能治腹中实痛。枳实与芍药合用，主腹痛烦满不卧。柴胡、大黄为升降同用，柴胡升而散外邪，大黄降而泄内实，使病者热退气和而自愈。本方有解热泻实、除烦缓痛、止呕治痢等功效。

【运用】本方证的胸胁苦满，较小柴胡汤甚强，屡达于肋骨弓下，其左右内端相合，连结于心下，呈心下急，如有物窘迫之势。小柴胡汤证因气结不甚而在上，故主调气，调气无定法，所以小柴胡汤除柴胡、甘草外，都可进退。大柴胡汤证因气结甚而在下，主降气，降气有定局，所以大柴胡汤无加减法。本方主疝、痫、留饮等证；又治急性胃肠炎，高血压，血管硬化，中风后半身不遂，胸胁心下逆满；又治赤痢，心下痞满，呕吐，口渴，舌有黄苔，里急后重，急性胆管炎，胆石疝痛，急性胰腺炎，烦热呕吐，便秘，以及眼结膜炎、耳道炎、头目胀痛等，俱可适当选用。

【适应证】

（1）太阳病，过经十余日，反二三下之，后四五日，柴胡汤仍在者，先与小柴胡。呕不止，心下急，郁郁微烦者，为未解也，与大柴胡汤，下之则愈。（《伤寒论》）

（2）伤寒十余日，热结在里，复往来寒热者，与大柴胡汤。（《伤寒论》）

（3）伤寒发热，汗出不解，心中痞硬，呕吐而下利者，大柴胡汤主之。（《伤寒论》）

（4）伤寒后，脉沉。沉者，内实也，下解之，宜大柴胡汤。（《伤寒论》）

（5）按之心下满痛者，此为实也，当下之，宜大柴胡汤。（《金匮要略》）

（6）（病）心烦喜呕，往来寒热，医初以小柴胡汤与之，不除。予诊之曰：脉洪大而实，热结在里，小柴胡安能除也。仲景云：伤寒十余日，热结在里，复往来寒热者，与大柴胡。二服而病除。（《伤寒九十论》）

（7）参《伤寒论汇要分析》得，患者印象血吸虫病，传染性肝炎，发热，全身发黄，寒热往来，恶心欲呕，肤色深黄，巩膜及口颚（腭）黏膜均显著黄染，肝脏肿大，在肋缘下八厘米，有压痛，小便红赤，大便混有黏液，脉浮大而数，舌苔黄浊，以大柴胡合茵陈蒿汤与服，后寒热解除，大便正常，小便清利，续服小剂量前方，与茵陈五苓散交替服用，两周后，全部症状消失。

（8）治麻疹，胸胁苦满，心下硬塞，呕吐，腹满痛，脉沉者。（《类聚方广义》）

（9）伤寒斑发已尽，外势已退，内实不大便，谵语者，小剂凉膈散（连翘、大黄、芒硝、甘草、黄芩、薄荷、栀子、竹叶）或大柴胡汤微下之。（《伤寒绪论》）

（10）治下痢，舌黄口燥，胸满作渴，身热腹胀，谵语，此必有燥屎，宜下，后服木香、黄连苦坚之。（《仁斋直指方（附补遗）》）

（11）噤口痢者，胃为邪热浊气所攻，踞其清和之气，尽化而为浊滞，下注于大肠则为痢。停聚胃中，则拒而不纳，用大柴胡汤加石膏、花粉、人参，则攻逆生津，开胃进食，面面俱到。（唐容川）

（12）（本方）治疟，热多寒少，目痛，多汗，脉大，以此汤微利为度。（《仁斋直指方（附补遗）》）

（13）患腹中痛，渴而时呕，不大便数日，小便快利，短气息迫，头汗不止，舌上黑胎，心下硬满，按之则痛，手不欲近，四肢微冷，脉沉结。乃与大柴胡汤服下后，下利黑物，诸证痊愈。（《续建殊录》）

（14）治狂证，胸胁苦满，心下硬塞，膻中动甚者，（本方）加铁粉，有奇效。（《类聚方广义》）

（15）脉弦细而沉，天明时发寒热，至晚二腿汗出，手心热甚，胸满拘急，大便实而能食。用大柴胡汤，但胸背拘急不能除，后用二陈汤（法半夏、陈皮、茯苓、甘草）加羌活、防风、红花、黄芩煎服愈。（《名医类案》）

（16）卒然气急息迫，心下硬满，腹中挛痛，但坐不得卧，微呕，小便不利，与以大柴胡汤，诸证悉愈。（《续建殊录》）

（17）中风偏枯证，左脐旁有块，上长于胁者，此为偏枯之原。见之者，十有八九可以渐渐治疗，用大柴胡汤有效者也。（《百疢一贯》）

（18）卒倒，不知人事，醒后半身不遂，舌强不得语，诸医无效。余诊之，胸胁痞硬，腹满甚而拘挛，按之则彻于手足，乃作此方使饮。十二三日，身体略能举动。又时以紫圆攻之，二十日许，得以痊愈。（《古方便览》）

（19）（中风）半身不遂而不语者，世医虽皆以中风名之，然肝气塞于经络，血气运行不畅，致成半身不遂之证，于世不少。属肝实者，宜用本方。（《餐英馆疗治杂话》）

（20）小腹左旁有坚块，时时于心下冲逆刺痛，或牵腰股而痛，不能屈伸俯仰，大小便不利，医作寒疝浴，益甚。余诊之，脉沉紧，舌上黄苔干燥，与大柴胡汤加茴香、甘草，大小便快利，疼痛大减，霍然而愈。（《橘窗书影》）

（21）大抵平日口臭颇甚之男子，则宜加大黄、石膏之类以取下。（《蕉窗杂话》）

43. 四逆散

本方即大柴胡汤去黄芩、大黄、半夏、生姜、大枣，加甘草。

【组成】柴胡　芍药　甘草（炙）　枳实（破，水渍，炙干）

上四味，各十分，捣筛、白饮和服方寸匕（一方寸匕为二钱或三钱），日三服。咳者，加五味子、干姜各五分，并主下利。悸者，加桂枝五分。小便不利者，加茯苓五分。腹中痛者，加附子一枚，炮令坼。泄利下重者，先以水五升，煮薤白三升，煮取三升，去滓，以散三方寸匕，内汤中，煮取一升半，分温再服。

【方义】本方即大柴胡汤去黄芩、大黄、半夏、生姜、大枣，加甘草。方中以柴胡升阳，白芍敛阴，枳实泄滞气，甘草缓中，令伏邪升散四达，则清阳不复下陷。枳实芍药合用，能治痈脓、肠澼、泄利下重。本方有疏肝和营、清除胸满腹痛、宣通气机之效。

薤白味辛、苦，温滑无毒，行气散结，止痛，能泄下焦阴阳气滞，常用于胸痹、胸痛、产后诸痢、赤白痢下、小儿疳痢。唯气虚无滞者，不宜使用。

【运用】本方证的腹筋挛急之急迫，甚于大柴胡汤证，但内部无充实的触觉抵抗，专凝聚于心下、两肋下延及胸中，两胁拘急，其拘挛于腹中者，则沉于腹痛。此等病状，乃肝郁不舒、气机不畅、气血凝滞，并非虚象。

【适应证】

（1）少阴病，四逆，其人或咳，或悸，或小便不利，或腹中痛，或泄利下重者，四逆散主之。（《伤寒论》）

（2）治痢疾，累日下利不止，胸胁苦满，心下痞塞，腹中结实而痛，里急后重者。（《类聚方广义》）

（3）（结核性脊椎炎）一女子脊骨六七椎之上，突起如覆杯，胸膈亦高张，气分因而郁塞，不能工作，腹里拘急，背觉强硬，伸屈不灵。余与四逆散加钩藤、羚羊角（汤本氏谓宜合桂枝茯苓丸），兼用大陷胸丸。经过旬日，胸腹宽快。但气色不甚旺，益进前方，脊骨凹没，身体如故。（《橘窗书影》）

（4）心下痞塞，任脉拘急，有动气，不能安眠，时时吐血。医以滋补之剂，无效。余诊曰：非虚证也，肝火所为，宜和畅腹中，清凉肝火为治。与四逆散加黄连、茯苓，兼用黄连解毒散（清凉腹中肝火），数旬，宿疾渐愈。（《橘窗书影》）

（5）周身百节痛，及胸腹胀满，目闭肢厥，爪甲青黑，医以伤寒治之。七日昏沉，弗效。公曰，此得之怒火，与痰相搏，与四逆散，加芩、连，泻三焦火而愈。（《医学入门》）

（6）四逆散，疏通邪气。今用之以治痫厥，胸胁挛急，朝剧暮安，病态不安者，往往得奇效。（浅田栗园）

（7）气上冲胸，心中疼热，惊悸不宁，是谓火逆，四逆散主之。（《资生篇》）

（8）参《蕉窗杂话》，患者鼻渊，两鼻流浊涕甚多，由肝火上熏肺部，上下之气隔塞所成，宜四逆散加吴茱萸、牡蛎。

（9）参《伤寒论汇要分析》，患者上腹部发生间歇性疼痛，越二日晚疼痛加剧。上腹部有灼热感，伴见呃酸嗳气，剑突稍有抵抗，无明显压痛，曾内服止痛剂，痛反加剧。再四日，胃脘偏右胁下阵发性剧痛，拒按，痛甚则昏厥。大便少通，舌苔白，脉弦（恐系胆道蛔虫病）。仿蛔厥治例，试与疏肝安蛔法。此例胁下剧痛为主证，左金丸合四逆散加驱蛔药，加北柴胡三钱，枳壳三钱，甘草二钱，白芍三钱，乌梅五枚，苦楝根皮一两，吴茱萸二钱，黄连二钱，槟榔五钱。服一剂，疼痛显著减轻。再剂，大便通畅，诸证消失。后与补中益气加减，以补气虚，并嘱使身体康复后，须服驱虫药。患者十日后，服西药驱虫药下蛔虫十余条。

44. 柴胡桂枝汤

本方即小柴胡汤与桂枝汤合方。

【组成】桂枝（去皮） 黄芩一两半 人参一两半 甘草一两（炙）半夏二合半（洗） 芍药一两半 大枣六枚（擘） 生姜一两半（切） 柴胡四两

上九味，以水七升，煮取三升，去滓，温服一升。本云：人参汤，作如桂枝法，加半夏、柴胡、黄芩；复如柴胡法。今用人参，作半剂。

【方义】本方即小柴胡汤与桂枝汤各半的合方。柴胡开达少阳，从太阳而解。少阳证必呕，而心下支结，逼近胃口，故小柴胡汤以人参、生姜、半夏通胃阳，助正气，防其邪入腑。此太阳少阳并病的轻证，为双解两阳的轻剂。故取桂枝之半和解外邪，以解太阳未尽之邪，则发热、微恶寒、肢节烦疼除；取柴胡之半，以和解少阳半表半里之邪，则微呕、心下支结自愈。

【运用】本方是用小柴胡汤与桂枝汤两方各半的剂量合组而成，二方相合，主治症状亦即小柴胡汤与桂枝汤证合并的症状。桂枝汤疏通营卫，为太阳主方。小柴胡汤和解表里，为少阳的主方。外证未解，心下妨闷，并非痞证，叫作支结。若有物撑搁在胸胁间，较之痞满，实为有形。发热恶寒，肢节烦疼，为桂枝证；呕而心下支结，为柴胡证。这时病将入内而桂枝证仍在，不可单用小柴胡汤，宜合桂枝汤治之。

【适应证】

（1）伤寒六七日，发热，微恶寒，支节烦疼，微呕，心下支结，外证未去者，柴胡桂枝汤主之。（《伤寒论》）

（2）发汗多，亡阳谵语者，不可下，与柴胡桂枝汤，和其荣卫，以通津液，后自愈。（《伤寒论》）

（3）《外台》柴胡桂枝汤方，治心腹卒中痛者。（《金匮要略》）

（4）柴胡桂枝汤治疟，身热多汗。（《证治准绳》）

（5）伤寒若脉浮紧，潮热盗汗者，宜柴胡桂枝汤。（《伤寒绪论》）

（6）疗寒疝，腹中痛者，柴胡桂枝汤。（《外台秘要》）

（7）治少阳伤风四五日，身热恶风，颈项强，胁下满，手足温，口苦而渴，自汗，其脉阳浮阴弦（者）。（《三因极一病证方论》）

（8）腹中左右上下，动气筑触，不可汗下，用此汤。（《仁斋直指方》）

（9）发汗期已失，胸胁满而呕，头疼身痛，往来寒热，累日不愈，心下支撑，饮食不进者。或汗下之后，病犹未解，亦不增重，但热气缠绕不去，胸满微恶寒，呕而不欲食，过数日，若愈若不愈者，间亦有之。当其发热期之初，宜用此方，重覆取汗。（《类聚方广义》）

（10）肠痈将生，腹部一面拘急，胁下牵强，其热状似伤寒而非者，宜此方（镇痛后，投大黄牡丹皮汤，方为大黄、芒硝、牡丹、桃仁、冬瓜子等味）。（《勿误药室方函口诀》）

（11）妇人无故憎寒壮热，头疼眩晕，心下支结，呕吐恶心，肢体酸软，或麻痹郁郁，恶对于人，或频频欠伸者，俗谓之血道，宜服此方，或兼泻心汤。（《类聚方广义》）

45. 柴胡桂枝干姜汤

【组成】柴胡半斤　桂枝三两（去皮）　干姜三两　栝蒌根四两　黄芩三两　牡蛎三两（熬）　甘草二两（炙）

上七味，以水一斗二升，煮取六升，去滓，再煎取三升，温服一升，日三服。初服微烦，复服汗出便愈。

【方义】本方系小柴胡汤加减化裁而成。柴胡治胸胁满微结，黄芩清热，柴胡、黄芩合用和解少阳之邪，乃为寒热胸胁满微结而设。瓜蒌根生津止渴。牡蛎主胸胁痞硬，胸腹动悸，盗汗心烦。干姜、黄芩调其阴阳，平其寒热。桂枝主恶寒甚和冲气上逆。干姜、甘草治胃肠阳虚、腹痛便溏及水气停结。

【运用】本方证之胸腹动，为心脏及腹部大动脉搏动较著。本方所主同在胸胁，而较之大、小柴胡汤证则不急不硬，腹中无力而微结，腹多蓄饮。或带动悸，以水气上攻，停结于胸胁间，出现咳嗽；水不归正化，则口渴，小便不利，大便溏。脾胃阳虚，阳不达外，指尖不温，因下焦虚寒夹水，所以腹痛便溏。这些症状，多发生于胸胁水饮热结的初期，总宜本方施治。如不即时治愈，往往延为痨瘵，但有高热者，宜禁服。

【适应证】

（1）伤寒五六日，已发汗而复下之，胸胁满微结，小便不利，渴而不呕，但头汗出，往来寒热，心烦者，此为未解也，柴胡桂枝干姜汤主之。（《伤寒论》）

（2）柴胡桂姜汤，治疟寒多有微热，或但寒不热，服一剂如神。（《金匮要略》）

（3）凡劳瘵、肺痿、肺痈、痈疽、瘰疬、痔漏、结毒、梅毒等证，经久不愈，渐就衰惫，胸满干呕，寒热交作，动悸烦闷，盗汗自汗，痰嗽干咳，咽干口燥，大便溏泄，小便不利，面无血色，精神困乏，不耐厚味者，宜此方。（《类聚方广义》）

（4）恶寒发热，面赤足冷，六脉弦细而数。自言不谨后受寒，以为伤寒阴证。余曰：阴证无寒热例。与柴胡桂姜汤二服而痊。（《张氏

医通》)

（5）参《方舆鞔》，患者肩背强痛，须按摩之，甚用铁锤、铁尺以击之，如是二三年，服药、刺络、灼艾等法，俱无一效。其病全是柴胡姜桂汤所主，与服之，诸证自愈。

（6）某生尝读书苦学，有所发愤，遂倚几废寝者七昼夜，已而独语妄笑，指摘前儒骂不绝口。久之，人觉其发狂。先生诊之胸胁烦胀，脐上有动气，上气不降，作柴胡姜桂汤使饮之，时以紫圆攻之，数日复常。（《建殊录》）

（7）妇人伤寒，经脉方来初断，寒热如疟，狂言。（《活人书》）

（8）有贾人，每岁病发时，头面必热，头上生疮，痒极而搔之则腐烂，至凋落之候，则不药而自已者数年矣。来求诊治，先生诊之，心下微动，胸胁支满，上气殊甚，用柴胡姜桂汤及芎黄散。一月许，诸证痊愈。（《建殊录》）

（9）微有寒热，或寒热往来，胸胁满，心烦微结，冲气上逆，间有咳嗽，咳时则胁痛加剧，甚则肩背亦痛，头汗出，口干微渴，大便溏，小便少，指尖不温，或腹痛，或胸腹有动悸，或有盗汗，脉浮数，重按之有弦紧象，舌上布滑白苔者。（《伤寒论方解》）

46. 柴胡加龙骨牡蛎汤

本方即小柴胡汤去甘草，加铅丹、桂枝、茯苓、大黄、龙骨、牡蛎。

【组成】柴胡四两　龙骨　黄芩　生姜（切）　铅丹　人参　桂枝（去皮）　茯苓各一两半　半夏二合半（洗）　大黄二两　牡蛎一两半（熬）　大枣六枚（擘）

上十二味，以水八升，煮取四升，内大黄，切如棋子，更煮一两沸，去滓，温服一升。本云：柴胡汤，今加龙骨等。

【方义】本方即小柴胡汤去甘草，加铅丹、桂枝、茯苓、大黄、龙骨、牡蛎。铅丹即黄丹，味辛、微咸，性寒无毒，体重性沉，镇惊坠痰，祛怯。治惊痫癫狂，吐逆反胃，除热下气，有收敛、镇静、镇痉、杀虫、杀菌等作用。入膏药治恶疮肿毒，为外科必用药。

本方的龙骨、牡蛎、铅丹，主胸腹动悸、惊狂、烦躁，能安神镇静，定肝胆之怯。大黄行阴下夺，泄热实，主热毒内聚、实滞不去、谵语。桂枝平中气，通血脉。茯苓利水，分利小便，主冲逆、眩悸、小便不利。柴胡、黄芩治胸胁苦满，往来寒热。生姜、半夏治呕吐。人参、生姜、大枣安神补虚，调和营卫。本证是阴阳错杂之邪，本方亦是攻补错杂之药。其发散芳香之药，不宜多煎，取其生而疏荡；补益滋腻之药宜多煎，取其熟而停蓄。

【运用】狂、痫二证，当以胸胁满、上逆、胸腹动悸及胸满烦惊为主证。因胸满则胸中自烦，心神不安，触事而惊，气上行于胸膈而结，郁而不行，小便不利的缘故。本方主神经衰弱、歇斯底里的惊痫；高血压，动脉硬化，神经性心悸；亦治小儿内伤食滞，外感风寒，痰热搏结中脘，致发生惊痫、食厥、热厥者。癫狂证加铁粉，镇心安五脏；夹痫痰者，加青礞石，坠胸膈之痰，甚有效。

【适应证】

（1）伤寒八九日，下之，胸满烦惊，小便不利，谵语，一身尽重，不可转侧者，柴胡加龙骨牡蛎汤主之。（《伤寒论》）

（2）治狂证，胸腹动甚，惊惧避人，兀坐独语，昼夜不眠，或多猜疑，或欲自杀，不安于床者。（《类聚方广义》）

（3）治痫证，时时寒热交作，郁郁而悲愁，多梦少寐，或恶于接人，或屏居暗室，殆如劳瘵者。（《类聚方广义》）

（4）癫痫居常胸满上逆，胸腹有动，及每月二三发者，常服此方不懈，则无屡发之患。（《类聚方广义》）

（5）一妇年五十余，恚怒时，则少腹有物，上冲心而绝倒，牙关紧急，半时许，自苏。月或一二发。先生诊之胸腹动悸，与柴胡加龙骨牡蛎汤，数旬而愈。（《生生堂治验》）

（6）治妇女发狂疾，歌唱无时，逾墙上屋，或骂詈不避亲疏，弃衣而走等症，本方加铁砂。（《伤寒论识》）

（7）少阳中风，两耳无所闻，目赤，胸中满而烦者，不可吐下，吐下则悸而惊。又伤寒，脉弦细，头痛发热者，属少阳，少阳不可发汗，发汗则谵语，此属胃，胃和则愈，胃不和则烦而悸。俱为误治坏证，此方可通用。（黄竹斋）

【附记】《金匮要略》言："风引汤除热瘫痫。"方药如下：

大黄　干姜　龙骨各四两　桂枝三两　甘草　牡蛎各二两　滑石　寒水石　赤石脂　白石脂　紫石英　石膏各六两

上十二味，杵，粗筛，以韦囊盛之，取三指撮，井花水三升，煮三沸，温服一升。

治大人风引，少小惊痫瘛疭，日数十后，医所不疗，除热方。《巢》脚气宜风引。

47. 柴胡加芒硝汤

本方即小柴胡汤加芒硝。

【组成】柴胡二两十六铢　黄芩一两　人参一两　甘草一两（炙）　生姜一两（切）　半夏二十铢（本云①五枚，洗）　大枣四枚（擘）　芒硝二两

上八味，以水四升，煮取二升，去滓，内芒硝，更煮微沸，分温再服。不解，更作。

【方义】本方即小柴胡汤加芒硝。小柴胡加芒硝汤，治小柴胡汤证兼胃有实热者，是合调胃承气的意思，较之大柴胡汤稍轻。虽有微利，燥结仍留。加芒硝者，泄热软坚，胃实可除，潮热、微利自止。不用大黄，因地道已通。不用大柴胡汤，因中气已虚，方中人参、甘草、生姜、大枣、半夏在所必用。

【运用】本方量小，为和解兼清里之清剂。柴胡证，苦满难解，而兼肠中有燥热积滞者，因中气已虚，胸胁满而呕，故以小柴胡汤小剂量为主。用小柴胡者，因其中气虚，胸胁满而呕，人参、甘草、生姜、半夏在所必用。故凡是小柴胡汤证而大便燥结，腹中坚，日晡所发潮热者均可运用本方。

【适应证】

（1）伤寒十三日，不解，胸胁满而呕，日晡所发潮热，已而微利。此本柴胡证，下之而不得利，今反利者，知医以丸药下之，此非其治也。

---

① 张仲景精研东汉以前经典方书，集百家所长亦有创新。上述"本云"中的组方用药或是前人原有，张仲景遵从；或为张仲景心得诊疗发挥，虽已无从考据，但作为后世经方功效卓著。以上论述见文献《〈伤寒论〉本云浅析》。

潮热者，实也。先宜服小柴胡汤以解外，后以柴胡加芒硝汤主之。(《伤寒论》)

（2）凡小柴胡汤证而大便燥结，腹中坚，日晡所发潮热者。(《伤寒论方解》)

七、甘草汤类

本类计四方，都是主咽喉部疾患。甘草汤主咽痛微肿的轻证。桔梗汤主咽痛肿之甚者。苦酒汤主咽中生疮。延缠咽中痛楚不甚者。以上都属少阴伏火为患，不似半夏散及汤，主风寒闭塞，咽中痛，初期有轻微表证者。

除白喉、烂喉丹痧等热证外，有很多咽喉部疾病初期是要用辛温发散药的。尤以急性喉痹为然，结气喉痹的初期如误用寒凉药，其肿痛并不轻减，甚至更加恶化。

48. 甘草汤

【组成】甘草二两

上一味，以水三升，煮取一升半，去滓，温服七合，日二服。

参《本草纲目》，知甘草，味甘平。气薄味厚，升而浮，恶远志，忌猪肉，反大戟、芫花、甘遂、海藻。中满，呕家，酒客，诸湿胀满，均不宜用。主通经脉，利血气，解金疮，降火止痛。治急迫，里急，急痛，挛急。急迫剧者，甘草用量宜多；急迫不剧者，用甘草宜少。甘草梢治茎中涩痛。甘草头，主痈肿，消胀导毒。

【方义】甘草一味单行，最能和阴，清少阴客热，泻火清膈，止咽痛，除邪热。本论汤方，甘草俱用炙，炙就助脾土，而守中。生用则和经脉而流通。本方对咽喉肿痛，确有缓解作用。

【运用】因于他证而咽痛者，不必治其咽；若无他证而但咽痛者，又有寒热之别，须治。本方是阴火上冲，可与甘草汤。甘草汤证及桔梗汤证，都是仅有咽喉局部症状，无全身发热恶寒症状，并且咽喉红肿疼痛不甚。

【适应证】

（1）少阴病二三日，咽痛者，可与甘草汤。（《伤寒论》）

（2）小儿撮口发噤，用生甘草二两半，水一盏煎六分，温服，令吐痰涎，后以乳汁点儿口中。（《金匮玉函经》）

（3）小儿啼哭，踰时不止者，以（甘草）二钱许，热汤浸，绞去滓，与之，即止。（《青囊琐探》）

（4）初生芽儿，咽喉痰壅，声不出者，频与生甘草，如前法。（《青囊琐探》）

（5）甘草汤治肺痿涎唾多，心中温温液液者。（《备急千金要方》）

（6）又治舌卒肿起（如吹胞状），满口塞喉，气息不通，倾刻杀人（治之方，含甘草汁佳）。（《千金翼方》）

（7）凡服汤呕逆不入腹者，先以甘草三两，水三升，煮取二升服之得吐，但服之不吐，益佳，消息定，然后服余汤，即流利更不吐也。（《备急千金要方》）

（8）善服散家痰饮，心胸客热，闷者吐之方。甘草五两，生用，上一味㕮咀，以酒五升，煮取二升半，空服，分再服之。服别相去如行五六里，快吐止。（《千金翼方》）

（9）呕吐不止，水药入口即吐，用半夏、生姜、竹茹、伏龙肝之类益剧者，用此有奇效。（《青囊琐探》）

（10）便痛者，骤煎（生甘草）四两，顿服立愈。（徐彬）

（11）甘草汤，治热毒肿，或身生瘰疬者。（《圣济总录》）

（12）诸痈疽大便秘方，生甘草一两，锉碎，井水浓煎，入酒温服，能疏导恶物。（《仁斋直指方》）

（13）乳（痈）初肿方，生甘草二钱，炙甘草二钱，粗末，分两次，新水煎服，即令人吮乳。（《仁斋直指方》）

（14）国老膏治悬痈，始终用之。（《济阴纲目》）

（15）治肿毒发背，一切痈疽经验方（便痈肠痈皆治）。横纹甘草，一两，炙干，碾为细末，分为三服，无灰热酒调一服，如人行一里，再一服，三服并吃。（《洪氏集验方》）

（16）患右足赤肿，三日不能履地，医治无效，才服此药，须臾之

间，即能移步，再服痊愈。(《洪氏集验方》)

（17）伤寒经日，不省人事，谵语烦躁，不得眠者，每服五、六钱，水煎昼夜陆续与之。(《青囊琐探》)

（18）疗赤白痢，日数十行，不问老少。(《外台秘要》)

（19）小儿遗尿，大甘草头煎汤，夜夜服之。(《危氏得效方》)

（20）小儿尿血，甘草一两二钱，水六合，煎二合，一岁儿一日服尽。(《姚和众至宝方》)

（21）小儿羸瘦，甘草三两，炙焦为末，蜜丸绿豆大。每温水下五丸，日二服。(《金匮玉函经》)

（22）一切痈疽诸发，丹石烟火药发。(《外科精要》)

（23）独胜散（即本方），解药毒、蛊毒、虫蛇诸毒。(《仁斋直指方》)

49. 桔梗汤

【组成】桔梗一两　甘草二两

上二味，以水三升，煮取一升，去滓，分温再服。

桔梗气味辛苦甘平，微温无毒，开宣肺气，祛痰排脓，主胸胁痛如刀割，疗咽喉肿痛，去肺热、气促嗽逆，用于咳嗽多痰或痰不易咳出之证，凡风证、郁证、肺证，皆不可缺。若病气逆上与治以补下焦时勿用，病不属肺者亦不益，虚证、干咳无痰和有咳血倾向者忌用。

【方义】用甘草和缓其势，用桔梗升提其邪，共用疗咽喉痛，消除痰涎。此在二三日，他证未见，故可用之。

【运用】咽痛急迫者，甘草汤所主，加肿及脓者，桔梗汤所治，不可混合。本方治咽痛，当作红肿论，用桔梗载药上行，治少阴的咽痛，恐咽喉壅塞，以桔梗开利之。甘草缓其疼痛急迫之势，与治咳嗽宜清降法者不同。苟误服之，往往令人气逆痰升，不能着枕。凡嗽证、血证宜降纳者，此方却与相反，用之有害。

【适应证】

（1）少阴病二三日，咽痛者，可与甘草汤，不差，与桔梗汤。(《伤寒论》)

（2）咳而胸满，振寒脉数，咽干不渴，时出浊唾腥臭，久久吐脓如

米粥者，为肺痈，桔梗汤主之。(《金匮要略》)

（3）甘桔汤治冬温，咽喉肿痛。(《济阴纲目》)

（4）治喉痹肿痛，饮食不下，宜服此方。桔梗一两，去芦头，甘草一两，生用，上件药，都判，以水二大盏，煎至一大盏，去滓，分为二服，服后有脓出即消。(《太平圣惠方》)

（5）如圣汤（即本方也）治风热毒气上攻咽喉，咽痛喉痹，肿塞烦闷，乃肺痈咳嗽，咯唾脓血，胸满振寒，咽干不渴，时出浊沫，气息腥臭，久久吐脓状，如米粥。(《太平惠民和剂局方》)

（6）荆芥汤（本方加荆芥穗）治风热肺壅，咽喉肿痛，语声不出，喉中如有物哽，咽之则痛甚。(《三因极一病证方论》)

（7）治上焦有热，口舌咽中生疮，嗽有脓血，桔梗一两，甘草二两。上为末，每服二钱，水一盏，煎六分，去滓，温服，食后细呷之。亦治肺壅。(《杜壬方》)

（8）喉痹。饮食不通欲死之方（即桔梗汤），兼治马喉痹（马项长，故凡痹在项内，深而不见，肿连于颊，壮热，吐气数者是也）。(《预备百要方》)

（9）生姜甘（草）桔（梗）汤，治痈疽诸发，毒气上冲咽喉，胸膈窒塞不利（于本方内加生姜）。(《仁斋直指方》)

（10）治咽喉郁结，声音不开，于桔梗汤内加诃子，各等分，生熟亦各半，为细末，食后，沸汤调服，又名铁叫子如圣汤。(《经验秘方》)

（11）桔梗汤，如斑已出，时时与之，快咽喉，宽利胸膈。(《兰室秘藏》)

（12）桔梗汤治心脏发咳，咳而喉中如梗状，甚则咽肿喉痹。(《玉机微义》)

【附记】《金匮要略》排脓汤，方药如下：

甘草二两　桔梗三两　生姜一两　大枣十枚

上四味，以水三升，煮取一升，温服五合，日再服。

吐浊唾脓为主证，肿痛急迫为客证，宜本方。

50. 苦酒汤

【组成】半夏（洗，破如枣核）十四枚　鸡子一枚（去黄，内上苦酒，着鸡子壳中）

上二味，内半夏著苦酒中，以鸡子壳置刀环中，安火上，令三沸，去滓，少少含咽之。不差，更作三剂。

注：此可改为用生半夏三四枚，洗去黏滑液，每枚剖成十余小粒，加米醋二两微煎，去半夏留醋，趁热冲下鸡蛋清一枚，和匀少少含咽之，可连作数剂服用。

苦酒即醋，以有苦味，俗呼苦酒。醋有数种，唯米醋入药，名苦酒。《本草经集注》曰："酢酒味酸，温，无毒。主消痈肿，散水气，杀邪毒。"若心烦不止者，以苦酒阻故也。

李时珍言鸡子清："卵白象天，其气清，其性微寒……精不足者，补之以气。故卵白能清气，治伏热、目赤、咽痛诸疾。"

【方义】半夏涤涎豁痰，蛋白清肺发声音。苦酒消肿敛疮，敛降阴中伏火。本方咽喉滑窍，收敛下降，不使少阴火浮夹痰饮于上，则咽清而声出。

【运用】本方用于咽喉伤、生疮或久病阴虚火旺的喉癣，声音嘶哑，不能语言者。

【适应证】

（1）少阴病，咽中伤，生疮，不能语言，声不出者，苦酒汤主之。（《伤寒论》）

（2）《广济》疗咽喉中塞，鼻中疮出，及干呕，头痛，食不下方。生鸡子一颗，开头取白去黄，著米酢拌，煻火熜，沸起擎下，沸定更三度成，就热饮酢尽，不过一二即瘥。（《外台秘要》）

（3）喉内戳伤，饮食不下，鸡蛋一个，钻一小孔，去黄留白，入生半夏一个，微火煨熟，将蛋白服之。（《验方新编》）

（4）治卒心痛方。苦酒一杯，鸡子一枚，着中合搅，饮之。好酒亦可用。（《肘后备急方》）

（5）治伤寒发斑，斑赤者，用猪胆汁、苦酒各三合，鸡子一枚，令

沸三沸，分服，汗出即愈。亦师此方之变法。（张文仲《随身备急方》）

【附记】外用锡类散方

象牙屑（焙）　珍珠　飞青黛　梅冰片　壁钱（即壁蟢子巢）　西牛黄　人指甲

上研极细末，密装磁瓶内，勿泄气。

治烂喉时疫及乳蛾牙疳，口舌腐烂，吹入患处，流出恶涎，濒死可活。

51. 半夏散及汤

【组成】半夏（洗）　桂枝（去皮）　甘草（炙）

上三味，等分，各别捣筛已，合治之。白饮和服方寸匕（二钱或三钱），日三服。若不能散服者，以水一升，煎七沸，内散两方寸匕，更煮三沸，下火令小冷，少少咽之。半夏有毒，不当散服。

【方义】本方证为浊阴上逆，冲击咽喉，因而作痛。方中以半夏主咽喉肿痛，开结降痰。桂枝主结气喉痹，疏风散寒。甘草止痛和中，解金疮肿毒，缓其急迫。故半夏、桂枝、甘草相合，散寒和中以止咽中痛。

【运用】咽喉部疾患，除白喉、烂喉丹痧等热证外，有很多咽喉疾病之初期是要用辛温发散药的。尤以急性喉痹为然，结气喉痹的初期如误用寒凉药，其肿痛并不轻减，甚至会恶化。

喉痹初期，或冬时中寒喉痛，寒闭其窍，必憎寒发热，喉间兼发红色，并有痰涎，声音嘶哑，咽喉颇痛，甚者喉头糜烂，痛楚不堪，饮食不能下咽，服用本方实有很好疗效。如红肿甚者，可加射干一味取效，治上焦之药当小其剂。本方为寒闭，痰缠于咽而设，若夹相火，则辛温切禁。

【适应证】

（1）少阴病，咽中痛，半夏散及汤主之。（《伤寒论》）

（2）伏气之病，谓非时有暴寒而中人，伏毒气于少阴经，始虽不病，旬月乃发，便脉微弱，法先发喉痛，似伤寒，次则下利咽痛，半夏桂枝甘草汤主之。（《伤寒总病论》）

（3）半夏桂枝甘草汤，治暴寒中人咽痛，即本方三味各二钱半，加生姜五片。（《证治准绳·类方》）

（4）喉间兼发红色，并有痰涎，声音嘶破，咽喉颇痛。四川此病多有，皆知人参败毒散即愈（人参、川芎、甘草、茯苓、羌活、独活、柴胡、前胡、桔梗、枳壳），盖即仲景半夏散及汤之意。（唐宗海）

（5）暴寒中人，伏于少阴经，旬日始发为咽痛者，俗名肾伤寒，用半夏、桂枝、甘草，姜汁调涂颈上及脐内，再用附子片贴足心。（《外治寿世方》）

八、芍药甘草汤类

本类计七方，都是养阴的方剂。以炙甘草汤为主方，炙甘草汤用于心动不足，有滋阴补血、养阴复脉定悸的作用。芍药敛阴活血，主治挛急、腹满疼痛，故芍药甘草汤及芍药甘草附子汤，用于腹痛及腰腿疼痛。猪肤汤用白蜜猪肤清润咽喉。黄连阿胶汤用于阴虚液少的心烦不眠证。蜜煎导及大猪胆汁导，用于非胃家实的津液枯、肠燥便难。

七方中除炙甘草汤、黄连阿胶汤外，其余方中药味均少，都只有1～3味药。唯炙甘草汤内有姜、桂辛温通阳，芍药甘草附子汤内用附子辛热温经，是阴阳兼顾的意思，用时必须加以考虑。

52. 芍药甘草汤

【组成】白芍药四两　甘草（炙）四两

上二味，以水三升，煮取一升五合（一合约为20毫升），去滓，分温再服。

芍药分白芍药和赤芍药二种，白（芍）补而赤（芍）泻，白（芍）敛而赤（芍）散。

白芍：味酸、苦，性微寒，气薄味厚，性主降，除血痹，升阴结，退热除烦，有收敛补血、养阴的作用。可平肝止痛，止泄泻，治痢疾腹痛和阴虚血亏、肝阳偏旺的胸胁脘腹疼痛，以及四肢拘挛、妇女月经不调、多汗等证。但属虚寒之证者不能用。

赤芍：气味同白芍，而性较锐利，功能散痈肿、泻肝火、破瘀血、通经闭，适用于血行阻滞而引起的疼痛，热毒痈肿，瘀血不行。但产后气血虚衰的不能用。

【方义】本方为酸甘化阴之方。甘草之甘平能补中益气。津液、血液不足，则无以养筋，故用芍药和血养筋。芍药与甘草同用，有酸苦甘化阴，取其化出之性为用。本方治血虚筋挛，外荣内虚之热，阴虚乘阳，至夜发热，或头面赤热，或过汗伤阴、发热不止，或因卒热扰其荣血、不受补益，俱宜用之。本方对血虚夹热者有效，患者素溏与中虚者忌服。

【运用】血虚不能养筋，津液不润于筋，则筋燥作。筋燥甚，故缩而不伸，挛急作痛，法宜清燥养血，赤、白芍俱可用。腹挛痛不拒按和腿脚挛痛不红肿者，用白芍、炙甘草；腹满时痛拒按及腿脚胀痛而红肿者，用赤芍、生甘草。芍药虚实都可用，虚者配以饴糖、当归等补养药，而大实者必配以大黄、丹皮等活血药。

【适应证】

（1）伤寒脉浮，自汗出，小便数，心烦，微恶寒，脚挛急。反与桂枝汤，欲攻其表，此误也，得之便厥，咽中干，烦躁吐逆者，作甘草干姜汤与之，以复其阳。若厥愈足温者，更作芍药甘草汤与之，其脚即伸。（《伤寒论》）

（2）太阳病，自汗，四肢难以屈伸，若小便数者，宜用芍药甘草汤。芍药甘草汤主脉浮而自汗，小便数，寸口脉浮大。浮为风，大为虚，风则生微热，虚则两胫挛。小便数，仍汗出，为津液少，不可误用桂枝汤，宜补虚退热，通治误服汤后病证仍存者。（《伤寒总病论》）

（3）去杖汤（即本方），治脚弱无力，行步艰难，用之有验。（《朱氏集验方》）

（4）中岳汤（即本方），治湿气，腿脚赤肿疼痛，及胸膈痞满，气不升降，遍身疼痛；并治脚气。赤芍药六两，甘草半两（炙），㕮咀，每服半两，水二大盏，煎八分一盏，去滓服。（《传信适用方》）

（5）脚气肿痛。白芍六钱，甘草一钱，为末，白汤煎服。（《事林广记》）

（6）治热湿脚气，不能行步，即芍药甘草汤入无灰酒少许，再煎服。（《魏氏家藏方》）

（7）大腿肿痛，坚硬如石，足系梁上差可，否则其痛如砍，肿渐连

臂，不容着席，用生甘草一两，白芍三两，水煎服。（《怪疾奇方》）

（8）芍药甘草汤治腹痛，脉迟为寒，加干姜，脉洪为热加黄连。（《医学心悟》）

（9）治腹中挛急而痛者。小儿夜啼不止，腹中挛急甚者，亦有奇效。（《类聚方广义》）

（10）一翁，五十余岁，闲居则安静，稍劳动即身体疼痛不宁，家事废治者殆三十年，医药亦无一验，诊之，察视周身有青筋，放之，毒血迸出甚多，即与芍药甘草汤。后来请治十次而复常，耕稼随意矣。（《生生堂医谈》）

（11）治消渴引饮，芍药甘草等分为末，每用一钱水煎服，日三服。有人患此九年，服药止而复作，服此方七日顿愈。古人处方殆不可晓，不可以平易而忽之。（《陈日华经验方》）

（12）木舌肿满，塞口杀人，赤芍药、甘草煎水热漱。（《圣济总录》）

（13）芍药甘草汤治小肠腑发咳，咳而失气。（《玉机微义》）

53. 芍药甘草附子汤

本方即芍药甘草汤加附子。

【组成】芍药　甘草（炙）各三两　附子一枚（炮，去皮，破八片）

上三味，以水五升，煮取一升五合（一合约为 20 毫升），去滓，分温三服。

【方义】本方即芍药甘草汤加附子。方中芍药、甘草苦甘化阴，附子温经扶阳，共起扶阳益阴之用。因其阴虚，故以芍、甘舒缓挛急。此汗后恶寒，是阴阳俱虚，故加附子温经回阳，这里治里不治表，因附子能鼓舞阳气，促进血行。此外，附子还具有止痛作用，但须用较大的剂量方效。

【运用】四逆汤为回阳的方剂。芍甘附子汤，即是于四逆汤中去干姜，代以芍药，变纯阳的方剂为阴阳双救的方剂，可治腰部神经痛、坐骨神经痛、关节强直等证。

【适应证】

（1）发汗，病不解，反恶寒者，虚故也，芍药甘草附子汤主之。

（《伤寒论》）

（2）芍药甘草附子汤，治发汗病不解，反恶寒，及疮家发汗成痉。（《张氏医通》）

（3）骨筋疼痛，寒冷麻痹者（亦治痛风、鹤膝风）。（《类聚方广义》）

（4）湿毒之后，足大冷者，亦可用之。（《勿误药室方函口诀》）

（5）又附子代以草乌头而有治虫积痛之妙。（《勿误药室方函口诀》）

（6）治瘤毒沉滞，四肢挛急，难以屈伸。（《类聚方广义》）

（7）此方加大黄名芍药甘草附子大黄汤，治寒疝，腹中拘急，恶寒甚，腰脚挛痛，睾丸偏鞭肿，二便不利者。（《类聚方广义》）

54. 猪肤汤

【组成】猪肤一斤

上一味，以水一斗（等于2000毫升），煮取五升，去滓，加白蜜一升，白粉五合（一合约为20毫升），熬香，和令相得，温分六服。

猪肤：猪皮内去油、外去毛、刮净白者，体轻味咸，轻则能散，咸则入肾，故治少阴咽痛，取其滋阴补虚之用，以肤能松胸前之腠理，清上焦虚浮之火。

白粉：即白米粉，气味甘平微凉，补中益气，和胃养阴，色白兼入肺，除烦清热，止泻断痢，有滋养强壮、缓和包摄的作用。

【方义】猪肤甘而微寒，有润燥退热之功；白蜜甘寒，清虚热，润燥以止咽痛；白粉甘淡，和中，治下利。猪肤气先入肾，解少阴客热，白蜜润燥除烦，白粉益气止利，则甘凉润燥，肾阴得和，里热自息。

本方亦可用猪肉熬汤，拌炒米粉，和以白蜜，滑润而甘，咽痛属虚，其咽当不肿，其病虽虚而不甚寒。

【运用】身寒于寐，下利，咽痛，胸满心烦，是少阴热邪。本方可解少阴之热，止下焦之利。又《白喉》说："咽喉白烂，不可发汗，亦不可下，当一意清润。"猪肤汤白粉熬香，和中止利，以白蜜猪肤，最能清润。

【适应证】

（1）少阴病，下利，咽痛，胸满，心烦，猪肤汤主之。（《伤寒论》）

（2）素禀阴虚多火，且有脾约便血证，十月间患冬温发热，咽痛，里医用麻仁、杏仁、半夏、枳、橘之属，遂喘逆倚息不得卧，声飒如哑，头面赤热，手足逆冷，右手寸关虚大微数，此热伤手太阴气分。与葳蕤、甘草等药不应，为制猪肤汤一瓯，令隔汤炖热，不时挑服，三日声清，终剂而痛如失。（《张氏医通》）

55. 黄连阿胶汤

本方一名黄连鸡子汤。

【组成】黄连四两　黄芩二两　芍药二两　鸡子黄二枚　阿胶三两

上五味，以水六升，先煮三物，取二升，去滓，内胶烊尽，小冷，内鸡子黄，搅令相得，温服七合（一合约为 20 毫升），日三服。

注：小冷而纳鸡子黄，则不至凝结而相和。

黄连：味苦，性寒，无毒，气味俱厚，可升可降，燥湿清热泻火。治肠澼腹下痢、神昏谵语、目赤肿痛、心烦不眠、心下痞、呕吐、吐血、衄血等实证。若无心烦之状，试之无效，加心烦者如响。

阿胶：味甘、咸，性微温，无毒，有补血、止血、养阴润肺之效。治虚劳咳嗽、吐血、咯血、便血及妇女崩漏，诸血证兼有心烦不眠者。若无血证，则不眠属他证，阿胶不能治。

鸡子黄：味甘、咸、焦臭，补阴除热，是安中焦的上品。其性和平，能致亢者不争、弱者得振。其气焦臭，故上补心；其味甘咸，故下补肾。

【方义】本方一名黄连鸡子汤。方中黄连、黄芩清心火，芍药、阿胶、鸡子黄滋阴血。芩、连泻火泄热，治心烦不眠，直折心火。芍药除血痹，止腹痛，并协助芩、连止下利。阿胶止血除烦养阴。鸡子黄降热滋阴。此为养心液、清虚火的主方，一切心虚失眠之病多可用之。若夹有痰气者，可酌加茯神、酸枣仁、鳖甲、天竺黄之类。黄连的用量，应比其他苦寒药为轻，但本方的黄连用量较大，其任独冠一方，为补剂中的"泻药"。

【运用】本方用于病后邪热未净、阴虚液少的证候，舌现绛而不鲜，干枯而萎。心中烦，不得眠者，但心烦无燥证，是与真阳发动为病的区别，以真阳发动为病，必先阴气四布，为呕，为下利，为四逆，甚至烦而且躁，汗出不止。此但心中烦不得卧，而无呕、利、四逆等证，是其烦为阳烦，乃真阴被邪热煎熬，应以解热生阴为主治。

【适应证】

（1）少阴病，得之二三日以上，心中烦，不得卧，黄连阿胶汤主之。（《伤寒论》）

（2）时气差后，虚烦不得眠，眼中疼痛，懊恢。（《肘后备急方》）

（3）治诸失血证，胸悸身热，腹痛微利，舌干唇燥，烦悸不能寐，身体困惫，面无血色，或面热潮红者。（《类聚方广义》）

（4）久痢，腹痛，下脓血，心中烦，舌红，脉弦细而数，见阴虚内热象者。（《伤寒论方解》）

（5）阴虚内热，心下痞，腹中痛，虚烦不眠，咽燥口干，或咳血者。（《伤寒论方解》）

（6）参《精神病广义》，患者不得卧，但欲寐，病情相反，乃反复烦躁，日夜不能安眠之候，此乃虚火扰动心血之故。若夹有惊恐者。极易成神经病，宜此方合铁落等，重以镇怯之品。

（7）初患肺炎经医治愈，但元气未复，神疲力倦，迁延月余，自觉手足心发热，心中烦扰，夜睡不宁，幻梦频生。偶有盗汗，轻微咳嗽，痰中常带血丝，舌质红绛，脉沉而虚数。与黄连阿胶汤加味（女贞子三钱，麦门冬三钱），诸证大减。（《伤寒论汇要分析》）

（8）少阴温病，真阴欲竭，壮火复炽，心中烦，不得卧者，黄连阿胶汤主之。（《温病条辨》）

（9）黄连阿胶鸡子黄汤，治阴虚，血分有热。（《资生篇》）

（10）治温毒，下利脓血，少阴烦躁不得卧。（《医宗必读》）

（11）黄连阿胶汤，治热伤阴血便红。（《张氏医通》）

（12）（火热下注）小便（淋沥）热如汤，茎中焮痛而血多者，黄连阿胶汤有奇效。（《榕堂疗指示录》）

（13）（治）吐血、咳血，心烦不眠，五心热，而渐渐肉脱者。（《勿误药室方函口诀》）

【附记】《金匮要略》："大逆上气，咽喉不利，止逆下气者，麦门冬汤主之。

麦门冬汤方

麦冬七升　半夏一升　人参三两　甘草二两　粳米三合　大枣十二枚

上六味，以水一斗二升，煮取六升，温服一升，日三夜一服。"

56. 炙甘草汤

本方一名复脉汤。

【组成】甘草四两（炙）　生姜三两（切）　人参二两　生地黄一斤　桂枝三两（去皮）　阿胶二两　麦门冬半升（去心）　麻仁半升　大枣三十枚（擘）

上九味，以清酒七升，水八升，先煮八味，取三升，去滓，内胶烊消尽，温服一升，日三服。

生地黄：甘寒无毒，凉血生血，血虚发热，劳伤咳嗽，通经脉，利水道，有止血、强心、利尿、解热镇咳、镇静镇痛诸作用。应用于临床，当以血脱血虚、贫血虚弱、烦热及小腹不仁等为主要目标。

麦门冬：味甘、微苦，性寒，无毒，清心润肺，泄热除烦，生津解渴，消咳止嗽。治疗虚劳客热，口干舌燥，肺中伏火，心气不足。因其味略苦，主专泄而不专收，寒多者禁服。

麻子仁：气味甘平，性滑无毒，缓脾润燥，养血补肝肾，润肺又能润五脏，利大肠，通乳汁。治风热结燥，阳明病胃热，汗多而便难。

【方义】本方一名复脉汤，有通阳复脉、滋阴补血的作用。方以炙甘草为主，甘草通经脉，利血气，为心动悸、脉结代的主药。桂枝温经通阳，平冲逆，与甘草配合，便可制止动悸。阿胶、地黄有止血养阴的作用，配人参、麦冬、甘草、大枣能发挥滋养强身的作用。麦冬、麻仁润肺润肠，对阴虚液少的患者可起润燥作用。肺痿用麻子仁、地黄分量独重，以其脂液能营养筋骸，使经脉干枯者润泽。方用酒七升，水八升，煮取只三升，久煮则气不峻，这是虚家用酒的方法。

【运用】本方于滋养药中配以健胃通阳之品，如人参、桂枝、生姜、清酒等，能使药中滋养的成分充分被消化和吸收，以发挥其应有的作用。健胃通阳药也可配合滋养药来通血脉，以复脉定悸。

心脏及大动脉的搏动显著于外，同时有结代之脉，即为运用本方的证候。本方主贫血，神经性心脏病，心脏瓣膜病，肺结核，以及脉结代、心动悸、产后和大病后汗多心弱者。在治温热病的过程中，想用本方来滋阴润燥，应去姜、桂。若用本方治脉结代、心动悸，则必须用姜、桂。

结代脉为难治脉，凡病气血骤脱的，可以骤复。伤寒为暴病，死生之机在于反掌，亦有垂绝而不可救的，可救者之结代为一时气乏。若久病渐损于内，脏气日亏，脉结代者，是五脏无气，为虚脱之候。

舌绛光亮，是胃阴已伤，急用甘凉濡润之品，法宜去姜、桂，加蔗浆、石斛、冰糖等。舌绛不鲜，甚至干晦萎枯，或淡而无色，如猪腰样者，为胃肝肾阴枯极而无神气，宜方中加沙参、玉竹、鸡子黄、生龟甲等甘平濡润之类救之。

【适应证】

（1）伤寒脉结代，心动悸，炙甘草汤主之。（《伤寒论》）

（2）《千金翼》炙甘草汤，治虚劳不足，汗出而闷，脉结悸，行动如常，不出百日，危急者，十一日死。（《金匮要略》）

（3）《外台》炙甘草汤，治肺痿涎唾多，出血，心中温温液液者。（《金匮要略》）

（4）阴虚血少，咽干舌燥，心悸亢进，脉有歇止，虚羸少气，大便难，或臭便中挟有血液，舌光少苔，或舌质淡而萎者。（《伤寒论方解》）

（5）久咳嗽，涎唾多，咽燥而渴，痰中有血液，虚里筑筑动，心烦，少气，虚烦不眠，大便难，脉虚数者。（《伤寒论方解》）

（6）一妇人年四十余，伤寒后，心中动悸甚，时时迫于咽喉而少气，咽喉之外肉痛肿如肉瘤，脉虚数，身体羸瘦如枯柴，腹部凹陷，饮食不进。其父延余议方。余曰：舍炙甘草汤加桔梗，无适方。乃大服，使其连服其方，数旬，动悸渐安，肌肉大生，咽喉痛痛自然减退，气息宽快，而得闲步。（《橘窗书影》）

（7）中气本弱，病伤寒八九日，医者见其热甚，以凉剂下之。又食梨三四枚，伤脾胃，四肢冷，时昏愦，请予治之。诊其脉动而中止，有时自还，乃结脉也，亦心动悸，呃噫不绝，色青黄，精神减少，目不欲开，倦卧恶人语，予以炙甘草汤。（《卫生宝鉴》）

（8）心中悸，胸下痞硬，脐上动悸，失音，不能开声，不大便五六日，时复头眩，脉沉细，饮食不进。（中略）虽诸证稍快，惟声音不发，悸动不止。十九日，改剂，用炙甘草汤。七八日，动悸止，音声开，得以复常。（《静俭堂治验》）

（9）虚劳少血，津液内耗，心火自炎，致令燥热乘肺，咯唾脓血，上气涎潮，其嗽连续不已，（中略）当用炙甘草汤。（《张氏医通》）

（10）骨蒸劳嗽，抬肩喘息，多梦不寐，自汗盗汗，痰中血丝，寒热交发，两颊红赤，巨里动甚，恶心愦愦而欲吐者，宜此方。若下利者，去麻子仁加干姜，水煮为佳。（《类聚方广义》）

（11）消渴数日不解，舌上赤烂，糜烂至齿龈，不能饮食，脉虚数，浊唾有腥臭，与炙甘草汤加桔梗而愈。（《橘窗书影》）

（12）炙甘草汤诀，治痫证，此方主之。老人，虚人，津液枯，大便闭者，此汤主之。（《餐英馆疗治杂话》）

【附记】《温病条辨》中本汤用治温病，名加减复脉汤，是甘润存津法。

加减复脉汤方

炙甘草六钱　干地黄六钱　生白芍六钱　麦冬五钱（不去心）　阿胶三钱　麻仁三钱

水八杯，煮取八分三杯，分三次服。剧者加甘草至一两，地黄、白芍八钱，麦冬七钱，日三夜一服。

治温病脉虚大，手足心热，甚于手足臂者，及温病误用升散，脉结代，甚则脉两至者，并主汗下后，口燥咽干，神倦欲眠，舌赤苔老者。

57. 蜜煎导方

【组成】食蜜七合（一合约为20毫升）

上一味，于铜器内，微火煎，当须凝如饴状，搅之勿令焦著。欲可丸，并手捻作挺，令头锐，大如指，长二寸许。当热时急作，冷则硬。以内谷道中，以手急抱，欲大便时乃去之。

【方义】本方证为津液内竭，肠胃干燥，则大便硬。此非结热，故不可攻。此证只有肠燥之便难，非胃家实之比。

蜂蜜气味甘平，入药必须炼熟，主治结毒急痛，有益气、补虚、润燥、解毒之功，适用于脾胃虚弱，津液不足，肠燥便秘，肺燥干咳。对于腹中痛，其同乌头用，则治寒疝腹痛。其同甘草用，治心痛急迫。其同大黄用，则治胸腹结痛。其同甘遂用，则治水毒结毒。其同半夏用，则治胸硬满。本药可缓和药物毒性，能起到解毒作用。

【运用】燥屎停于直肠不下，汤药不能见效者，可用蜜导之。至于阴结便秘，宜于蜜煎中加姜汁、生附子末。冷秘兑法：削生姜如小指长，二寸，盐涂之，内下部立通。

以蜜一合，温之，改用唧筒，射入肛中，较为便利。

又蜜、皂荚末相合，灌谷道中，却胜于蜜煎猪胆汁法。

【适应证】

（1）阳明病，自汗出。若发汗，小便自利者，此为津液内竭，虽硬不可攻之，当须自欲大便，宜蜜煎导而通之。（《伤寒论》）

（2）凡多汗伤津，或属计不解，或尺中脉迟弱，元气素虚人，便欲下而不能出者，并宜导法。（《伤寒证治准绳》）

（3）（伤寒）热而自汗，大便不通，小便如常，神昏多睡，诊其脉，长大而虚。（中略）仲景阳明自汗，小便利者，为津液内竭，虽坚不可攻，宜蜜兑导之。作三剂，三易之，先下燥屎，次泄溏，已而汗解。（《伤寒九十论》）

（4）肛门生疮，肛门主肺，肺热即肛塞肿缩生疮。白蜜一升，猪胆汁一枚，相和，微火煎令可丸，丸三寸长作挺，涂油纳下部，卧令后重，须臾通泄。（注：《千金》不用猪胆汁）。（《梅师方》）

（5）伤寒，热气炽盛，汗出多，小便自利，津液耗竭，肛中干燥，硬便不得通者。（《类聚方广义》）

（6）诸病大便不通，呕吐，不入药汁者。（《类聚方广义》）

（7）老人血液枯燥，大便秘闭，小腹满痛者。（《类聚方广义》）

58. 大猪胆汁方

【组成】大猪胆一枚

泻汁，和少许法醋，以灌谷道内，如一食顷，当大便出宿食恶物，甚效。

【方义】猪胆汁气味苦寒，无毒，取寒独胜热、滑能润燥、苦能入心之意，又能去肝胆之火，兼能养阴。治伤寒瘈出、疔疮恶肿、汤火伤疮、火眼赤痛、热渴、骨蒸劳热、消渴，清心脏，凉肝脾，又治大便不通及小儿五疳杀虫，亦可敷小儿头疮。

大便在直肠一段燥结不得出，过于干燥、津液枯者用蜜导；邪热甚者，用胆汁导。

【运用】本方猪胆汁方不用醋，以小竹管插入胆口，留一头，用油润，内入谷道中，以手将胆捻之，其汁自入内。

【适应证】

（1）阳明病，自汗出，若发汗，小便自利者，此为津液内竭，虽硬不可攻之，当须自欲大便，宜蜜煎导而通之。若土瓜根及大猪胆汁，亦可为导。(《伤寒论》)

（2）老弱虚寒无内热，且燥在直肠者最宜之。(《伤寒论类方汇参》)

九、栀子豉汤类

本类计六方，以虚烦不得眠为主证，以栀子豉汤为主方。可根据病情进行加减：胃气虚，加甘草，名栀子甘草豉汤。胃家实，加枳实，名枳实栀子豉汤。胸胁满无下证，减豆豉，加枳实、厚朴，为栀子厚朴汤。胃寒，栀子生姜汤栀子豉汤加生姜。脾虚，栀子干姜汤减豆豉，加干姜。

本类六方中每方均是两三味药，且六方中均是以主方栀子豉汤为基方加减。

59. 栀子豉汤

【组成】肥栀子十四枚（擘） 香豉四合（绵裹）

上二味，以水四升，煮栀子，取二升半，去滓，内豉，更煮取一升半，去滓。分二服，温进一服，得快吐者，止后服。

栀子：味苦性寒，气薄味厚，轻清上行，但其味懊恼，能令胃气上逆，使人吐。然亦大概以鸡羽探之。栀子可清热除烦、凉血止血，治吐血，鼻衄，大、小便出血。治目赤肿痛、全身发黄、热毒肿痛，山栀多生用，近世多炒黑用。若泄热除烦，以生用为佳，炒用反会减低其作用。如用以止血，可以炒黑用。

豆豉：味苦，性平、微温，无毒，轻浮上行，解表除烦，解鱼腥毒，和胃宣膈，治伤寒寒热、心中懊侬、瘴气恶毒、时疾热病。豆豉属辛凉解表药，但作用不强，须与他药配合使用，效果才显著。《医宗必读》言豆豉："得葱则发汗，得盐则止吐，得酒则治风，得薤则治痢，得蒜则止血。"豆豉与栀子合用，能涌吐胸膈之邪。

【方义】胃不和则卧不安，本方能和胃除烦，治懊侬不眠有卓效，又能除黄止血。本方泻有余之火，若心肺无邪热，小便不通，膀胱虚无气以化，而非热结小肠者，以及中虚便溏、血虚发热者，均忌服。本方亦可为治疗胆管炎的清凉、解热、消毒之方剂。

【运用】邪热客于胸中，虚烦不眠，剧证必反复颠倒，心中懊侬，或胸中阻塞，此时既无可汗的表证，又无可下的里证，用本方顺其势以涌其热，自会痊愈。本方又可用于胆管炎、黄疸，加茵陈有非常显著的疗效。治温病之发，阴气先伤，没有当行解散者，本方加生地黄、麦冬。

【适应证】

（1）发汗吐下后，虚烦不得眠，若剧者，必反覆颠倒，心中懊侬，栀子豉汤主之。（《伤寒论》）

（2）发汗，若下之，而烦热，胸中窒者，栀子豉汤主之。（《伤寒论》）

（3）伤寒五六日，大下之后，身热不去，心中结痛者，未欲解也，栀子豉汤主之。（《伤寒论》）

（4）阳明病，脉浮而紧，咽燥口苦，腹满而喘，发热汗出，不恶寒，反恶热，身重。若发汗则躁，心愦愦，反谵语。若加温针，必怵惕烦躁不得眠。若下之，则胃中空虚，客气动膈，心中懊侬，舌上胎者，栀子豉汤主之。（《伤寒论》）

（5）阳明病，下之，其外有热，手足温，不结胸，心中懊侬，饥不能食，但头汗出明者，栀子豉汤主之。（《伤寒论》）

（6）下利后，更烦，按之心下濡者，为虚烦也，宜栀子豉汤。（《伤

寒论》)

（7）凡用栀子汤，病人旧微溏者，不可与服之。（《伤寒论》）

（8）表已解，身热未净，胸中窒，嘈杂知饥，但不能食，烦躁懊恼，不得眠，舌质红，上有粘黄苔者。（《伤寒论方解》）

（9）参《伤寒汇要分析》，患者寒热往来，心烦喜呕，欲吐不得吐，捶胸揭衣，坐卧非是，反复颠倒，脉弦大，胸胁满闷，膈间懊恼不舒，难以名状，此为栀子豉汤与小柴胡汤合并证。非小柴胡汤不能解其半表半里之邪，非栀子豉汤不能除其心中懊恼。与小柴胡汤去参、夏、大枣，合栀子豉汤。去人参、大枣，为恐其恋邪；去半夏，因此证非降逆所能解决。服药后若引吐，可让其吐尽。果然吐出食物残渣、痰涎酸水，吐后胸中舒快。

（10）患伤寒十余日，身热无汗，怫郁不得卧，不躁不烦，不寒不痛，时发一声如叹息状。医者不知何证，迎余诊视。曰：懊恼，怫郁证也。投以栀子豉汤一剂，减十之二三，再与大柴胡汤下其燥屎，怫郁除而安卧，调理数日而起。（《名医类案》）

（11）治虾蟆黄，舌上起青筋，昼夜不眠。（《圣济总录》）

（12）小儿蓄热在中，身热狂躁，昏迷不食。大栀子仁七个（锤破），豆豉半两。共用水三盏，煎至二盏，看多少服之无时，或吐或不吐，立效。（《小儿药证直诀》）

（13）鼻衄过多（颇有虚烦之象），郁冒恍惚。（《腹证奇览》）

（14）吐衄，脘中烦热者。（《伤寒论方解》）

（15）下血数日，身体倦怠，心烦微热。（《腹证奇览》）

（16）有食管狭窄之自觉，而因热毒之故致食道黏膜，食物不滑利也。故酒客之咽下困难等，可知以本方及类方为主治。（汤本求真）

60. 栀子甘草豉汤

本方即栀子豉汤加甘草。

【组成】栀子十四个（擘）　甘草二两（炙）　香豉四合（锦囊）

上三味，以水四升，先煮栀子、甘草，取二升半，内豉，煮取一升半，去滓，分为二服，温进一服，得吐者止后服。

【方义】本方是栀子豉汤加甘草一味所组成，治栀子豉汤证而兼有短气急迫者。甘草有缓和急迫、治短气的作用。

【运用】本方虽不是催吐剂，但有的患者服用后可能会呕吐。凡患者胸中懊憹烦热甚者，有泛泛欲吐的气逆情形时服用本方药，很容易引起呕吐。

甘草、豆豉都有解毒作用。治食水莨菪中毒、治食牛肉中毒，用甘草。治食六畜鸟兽肝中毒、马肉中毒，用豆豉。故食物中毒，见懊憹烦躁者，可以试用本方。

【适应证】

（1）发汗、吐、下后，虚烦不得眠，若剧者，必反覆颠倒，心中懊憹，栀子豉汤主之。若少气者，栀子甘草豉汤主之。（《伤寒论》）

（2）凡栀子豉汤证而急迫少气者。（《伤寒论方解》）

（3）薛生白治某病，本湿温，元气不能载邪外出，有直犯中焦之势，仿栀子甘草豉汤以栀子上下分开之，姜、芩左右升降之，芳香之草横解之，以翼廓清诸邪，未识得奏肤功否。用黑山栀、炒香豉、甘草，加淡芩、川郁金、生姜、生香附、鲜石菖蒲。（《伤寒论类方汇参》）

（4）产后下血过多，忽唇舌色白，气陷如眠，脉如有如无，殆将死，乃以栀子甘草豉汤加川芎苦酒（苦酒即醋）与之。半时许，尽五六贴，忽寐（睡）而寤（醒）矣。（松川世德）

（5）栀子甘草豉汤，治膈噎食不下者。（《时还读我书续录》）

（6）（栀子甘草豉汤）治食宿饭、陈臭肉羹宿菜发者。（《备急千金要方》）

【附记】钱乙泻黄散，为栀子甘草豉汤去豆豉，加防风、藿香、石膏。

《证治合参》载："泻黄散，治脾胃伏火，口燥唇干，口疮口臭，烦渴易饥，热在肌肉。

防风四两　藿香七钱　山栀一两（炒）　石膏五钱　甘草二两

上为末，微炒香，蜜酒调服。"

《中医杂志》1966年4月载："治口唇肿瘤及鳞状上皮癌，本方须加全蝎、蜈蚣、僵蚕为末，白水送下三钱，每日早晚各一次，以痊愈为度。"

61. 栀子生姜豉汤

本方即栀子豉汤加生姜。

【组成】栀子十四个（擘） 生姜五两（切） 香豉四合（绵裹）

上三味，以水四升，先煮栀子、生姜，取二升半，内豉，煮取一升半，去滓，分二服，温进一服，得吐者，止后服。

【方义】方中栀子豉汤证，兼见呕吐者为虚热迫饮，致胃气上逆，用生姜散逆止呕，宣通胃气。栀、豉泄热化浊，而虚热自平，胃气自调，呕无不止。

【运用】本方即栀子豉汤加生姜，治栀子豉汤证兼见呕吐者。

【适应证】

（1）发汗，吐，下后，虚烦不得眠，若剧者必反覆颠倒，心中懊憹，栀子豉汤主之。若少气者，栀子甘草豉汤主之。若呕者，栀子生姜豉汤主之。（《伤寒论》）

（2）便血数月，虽服药渐愈，但身体无色，面上及两脚浮肿，心中烦悸，头微疼，时时呕，寸口脉微，乃与栀子生姜豉汤而愈。（松川世德）

（3）参《伤寒论汇要分析》，患者胃脘疼痛，大便秘结，胸中满闷不舒，懊憹欲呕，辗转难卧，食少神疲，历七八日医治未愈。此夹食致虚，补之固不可，下之亦不宜。乃针对"心中懊憹，欲呕"二证，投以栀子生姜豉汤（生栀子三钱，生姜三钱，香豉五钱）分温作两服，尽剂后，诸证均瘥。（《伤寒论汇要分析》）

（4）卒客忤死，张仲景诸要方，桂一两，生姜三两，栀子十四枚，豉五合，捣，以酒三升，搅，微煮之，沫出去滓，顿服取瘥。（《肘后方》）

（5）治膈噎食不下者，应如桴鼓，用栀子八分、甘草一钱、豉二钱，先用水一盏六分，煎栀子至一盏，去渣，入豉、甘草，煎至六分。膈噎即食道麻痹、食道狭窄、食道癌等病。（《汉药神效方》）

62. 枳实栀子豉汤

本方即栀子豉汤加重香豉用量，再加枳实。

【组成】枳实三枚（炙） 栀子十四个（擘） 香豉一升（锦囊）

上三味，以清浆水七升，空煮取四升，内枳实、栀子煮取二升，下豉，更煮五六沸，去滓，温分再服，覆令微似汗。若有宿食者，内大黄如博棋子五六枚，服之愈。

注：清浆水即淘米泔水，以久贮味酸为佳。煮以清浆水，因瘥复病，宜助胃气。

【方义】本方即栀子豉汤加重香豉用量，再加枳实。枳实味苦、酸，性微寒，主胸腹气滞满痛、结实之邪，能宽中下气、消滞除痞。方中以栀子、香豉为辅，栀子除心烦，香豉解虚热。方中加重香豉用量，其意在和胃解毒。

【运用】不论病前病后，身有微热，不恶寒，脘部痞满懊𢙈，由饮食怠于摄生，自觉肠胃有热、胃部停滞膨满，虚烦不眠，大便实，脉数者适用本方。

中气虚弱，脾胃损伤，发为痞满者，当补中益气、补其不足，本方当忌。因枳实能冲墙倒壁，是破气之品，能损人真气，为害不浅，设误服之，虽服参、芪，亦难挽回。

【适应证】

（1）大病差后，劳复者，枳实栀子豉汤主之。（《伤寒论》）

（2）凡食膏粱之物过多，烦热闷乱（者），宜服之。（《内外伤辨惑论》）

（3）凡大病新瘥，血气未复，劳动、食啖过度时，则心胸满闷，或作烦热，与此方，使将养之则愈。若大便不通，有宿食者，宜枳实栀子大黄豉汤。（《类聚方广义》）

【附记】《金匮要略》载栀子大黄汤，即枳实栀子豉汤加大黄。

栀子大黄汤方药

栀子十四枚 大黄一两 枳实五枚 香豉一升

上四味，以水六升，煮取二升，分温三服。

治酒胆病，心中懊恼，或热病，或大病善后，宿食停滞，胃部膨满，有充实紧满于腹内之感，便秘，或黄疸肝病，或胆囊部肿胀硬结疼痛，或懊恼者，本方与大小柴胡汤合用的机会甚多。

63. 栀子厚朴汤

本方即栀子豉汤去香豉，加厚朴、枳实。

【组成】栀子十四个（擘）　厚朴四两（炙，去皮）　枳实四枚（水浸，炙令黄）

上三味，以水三升半，煮取一升半，去滓，分二服，温进一服，得吐者，止后服。

【方义】本方即栀子豉汤去香豉，加厚朴、枳实。厚朴味苦、辛，性温，气味俱厚，体重浊微降，下气、燥湿，泄胸腹胀满，治宿食不消。栀子治心烦。枳实除心下痞闷。三药相协，即是苦辛通降法，对痞满而烦热与气结壅于胸腹之间者，有疗效。

【运用】心烦则难卧，腹满则难起，起卧难安，乃心移热于胃，此与反复颠倒的虚烦不眠不同。此气滞不通，虽满而不坚实，并非实满，不得因此等证而妄用大黄、芒硝攻下。

食滞停聚，脘中痞塞，胸腹胀满，便通不畅，舌苔厚腻，有湿浊之象。重证者，本方亦可加入蔻、半、藿、芩、连等。

凡用厚朴的患者，其舌苔多呈厚腻苔。若舌质红而心烦，必配以栀子或黄连，如不配以苦寒药，其烦非但不除，且可能增剧。又若心烦，舌红而苔不厚腻，虽有胀满证，亦不得轻易用厚朴。

本方对内热津枯、舌干口渴及气血虚弱者俱不宜用。

【适应证】

（1）伤寒下后，心烦满腹，卧起不安者，栀子厚朴汤主之。（《伤寒论》）

（2）患黄疸，数月，（中略）疗之不效，其证腹硬满，呼吸迫促，遍身黄黑色，（可能是肝硬化）若卧则难起，昼夜卧起不止。余与栀子厚朴汤加术，兼硝黄丸（大黄、芒硝作丸）互用之。不日，胸腹烦闷即减，益投前方，病势益减，三十余日，病减半，更与前方不止，百余日，痊

愈。(《皇汉医学》)

64. 栀子干姜汤

本方即栀子豉汤去香豉,加干姜。

【组成】栀子十四个(擘) 干姜二两

上二味,以水三升半,煮取一升半,去滓,分二服,温进一服,得吐者,止后服。

【方义】本方即栀子豉汤去香豉,加干姜。方中栀子治心烦身热,干姜温脾止泻,两者寒热并用,原有上焦留热、寒气留中,以栀子导阳热下行,干姜温中土以上达,上下安则烦热自止。

【运用】身热微烦,腹痛,肠鸣下利,栀子干姜合用,治阴阳交错之证。

【适用证】

(1)伤寒,医以丸药大下之,身热不去,微烦者,栀子干姜汤主之。(《伤寒论》)

(2)(一笑散)心疝、心痛服之立止,不觉欣然一笑也。干姜(炒黑),山栀子(姜汁拌炒),上用酒二钟,煎八分,不拘时服。(《增补内经拾遗方论》)

(3)二气散(即本方,用炒栀子)治阴阳痞结,咽膈噎塞如梅核(食道狭窄证),妨碍饮食,而久不愈,即成翻胃者。(《杨氏家藏方》)

(4)治赤白痢,不问日数老少,干姜散方,即栀子干姜汤加薤白七茎,豉半合。(《太平圣惠方》)

(5)疫痢流行,其证多相似,大概胸满烦躁,身热殊甚,头汗如流,腹痛下痢,色如尘煤,行数无度。先生取桃仁承气汤、栀子干姜汤相互为治,无一不救者。(《成绩录》)

十、瓜蒂散类

本类计二方:一是二味瓜蒂散,主涌吐痰涎;二是三物桔梗白散,主浊唾脓臭。两方均以迅速排出有形之毒为法。

65. 瓜蒂散

【组成】瓜蒂一分（熬黄）　赤小豆一分

上二味，各别捣筛，为散已，合治之，取一钱匕（约为二钱或三钱），以香豉一合（一合约为 20 毫升），用热汤七合，煮作稀糜，去滓。取汁和散，温顿服之。不吐者，少少加，得快吐为止。诸亡血虚家，不可与瓜蒂散。

【方义】方中瓜蒂味苦，性寒，有小毒，功以涌吐，治痰涎壅闭气道、膈间，或宿食毒物停聚胃脘胀痛。瓜蒂散以香豉汁合服，相须相益，能疏胸中实邪。赤小豆治热邪，散恶血，取其为赋形药，以便控制剂量。

本方去赤小豆，加防己、藜芦，名三圣散。甜瓜蒂确有催吐作用，如无甜瓜蒂以丝瓜蒂或南瓜蒂代之。

【运用】伤寒病气，浮在上部，心胸填塞满闷，当吐之则愈。又卒中痰迷，痰涎壅盛，癫狂，烦乱，人事昏沉，五痫，痰壅上膈，及火气上冲，喉不得息，食填中脘，欲吐不出。量人虚实服之，候食顷不吐，可稍增，以吐为度。吐时须令闭目，紧束肚皮。吐不止者，葱白汤解之。良久不出，含砂糖一块即吐。若吐，少病不除者，明日如前法，复吐之，可至再三，不令人虚。

凡为病日浅，正气未虚，邪热内攻，胃不能容，起生理反应而呕者，皆可吐，其要点在病，病须阳证，正气未虚，否则禁吐。治婴儿之病，奏效尤捷而无流弊。

妊娠，产后，痰血，咳血，血崩，亡血，虚家，胸中气液已亏及年过六十者，俱不可用吐法。若癥瘕、噎膈、痨瘵、鼓胀等误用吐法，是促其命期。

【适应证】

（1）病如桂枝证，头不痛，项不强，寸脉微浮，胸中痞硬，气上撞咽喉，不得息者，此为胸有寒也。当吐之，宜瓜蒂散。（《伤寒论》）

（2）病人手足厥冷，脉乍紧者，邪结在胸中，心下满而烦，饥不能食者，病在胸中，当须吐之，宜瓜蒂散。（《伤寒论》）

（3）宿食在上脘，当吐之，宜瓜蒂散。（《金匮要略》）

（4）小儿急惊风热，口疮手心伏热，痰嗽痰喘，用本方为吐。（朱丹溪）

（5）瓜蒂散治风癫，宜服此药以吐之。（《奇效良方》）

（6）病黄证，鼻内酸疼，身与目如金色，小便赤涩，大便如常，则知病不在脏腑。今眼睛疼，鼻额痛，则知病在清道中矣。清道者，华盖肺之经也。若服大黄，则必腹胀为逆。当用瓜蒂散，先含水，次搐之（慎不可吹入鼻中深处），令鼻中黄水尽则愈。如其言，数日而病除。（《伤寒九十论》）

（7）黄疸烦喘，欲吐者，可吐之。（《奇效良方》）

（8）胸膈痞满，恶闻食气，动作甚懒，好坐卧于暗所，百方不验者半年。先生诊之，心下石硬，脉沉而数，即以瓜蒂散，吐痰二升余，乃愈。（《生生堂治验》）

（9）（缠喉风）卒然憎寒状热，咽喉肿痛，不能饮食。（宜本方）或三圣散与之，得快吐而顿愈。（《生生堂医谈》）

（10）痫证若发则乱言，或欲自缢，且手挛急，困于步。用瓜蒂、赤小豆末，以齑汁使服之。吐黏痰许多，痫不复发，足挛急顿治。（《生生堂医谈》）

（11）痿躄初发，暨欲发者（腹气坚实），按其心下痞时，则吐之。（《生生堂医谈》）

（12）全身麻木，目不能视，口不能言，其人肥大，性好酒。先生诊之，脉涩而不结，心下急喜呕，即使饮三圣散六分，不吐而暴泻五六次。越三日，又使服（六分），涌出三升许。由是目能视，口能言，两手亦渐渐能动。（《生生堂治验》）

（13）卒然腹痛，入于胡囊，阴囊挺胀，其痛如剜，身为之不能屈伸，嗔嗔闷乱，叫喊振伏。遽迎先生诊之。其脉弦，三动一止，或五动一止，四肢微冷，腹热如燔，囊大如瓜，按之石硬也（嵌顿小肠气）。病者昏愦中愀然告曰：心下有物，如欲上冲咽喉。（中略）以瓜蒂散一钱，涌出寒痰一升余。次与紫圆三分，泻五六行（病顿愈）。（《生生堂治验》）

（14）人癫狂乱打，走叫上房，用瓜蒂散，吐出其痰数升，又以承气汤下之，即愈。（《寿世保元》）

（15）人忽头面肿如斗大，看人小如三寸，饮食不思，呻吟思睡。此痰也。用瓜蒂散吐之而头目之肿消，又吐之见人如故。后用六君子汤煎服，三剂痊愈。（《外科真诠》）

66. 三物白散

本方又名桔梗白散。

【组成】桔梗三分　巴豆一分（去皮心，熬黑，研如脂）　贝母三分

上三味为散。内巴豆，更于臼中杵之，以白饮和服。强人半钱匕，羸者减之，病在膈上必吐，在膈下必利。不利，进热粥一杯；利过不止，进冷粥（饮冷开水一杯亦可）一杯。

【方义】本方又名桔梗白散。巴豆味苦、辛，性大热，有大毒，主峻泻寒积，驱逐膈间毒物，荡涤肠胃闭塞。贝母味甘、苦、辛，性平、微寒，主清热化痰、散结止咳，治浊唾腥臭、痈肿瘰疬。桔梗、贝母合用能祛痰止嗽，治咽痛喉痹，配入巴豆，则可开通闭塞，荡涤脏腑。

【运用】膈间素有寒涎，邪气内陷，成寒实结胸，因身无大热、口不燥渴为无热寒实证；或有膈痛及心下硬，其势连及于下，而阳气犹能维持，脉必沉紧，故可峻利。若脉沉迟，症见三阴，则非寒实结胸可比，当以枳实理中丸治之。

本方可治喉痹，肺痈，幽门痈，胃脘痛，胸膈中有顽痰而胸背挛痛者，咳家胶痰缠绕，咽喉不利、气息秽臭者，俱有效。本方又治卒中风，马脾风，痰潮息迫、牙关紧闭、药汁不入者，取一撮，吹鼻中，吐痰涎，咽喉立通。

巴豆须炒黑，去尽油，熟则性缓，入胃缓缓劫寒破结，壮实者服之才不致偾事。凡热结便闭者，无寒湿积滞者，孕妇及体气过弱者，或内脏有实质病变者，均不可使用。巴豆需入散剂用，单次量为五厘至二分。若在汤剂中，须大量用至二三钱，煮至两小时以上其泻下作用即消失。

产自浙江的贝母名浙贝母，产自四川的贝母名川贝母。浙贝母清火化痰，开郁的力量较大，用于外感之痰热咳嗽和痈肿瘰疬未溃等外证。川贝母润肺止咳的作用较好，适用于虚劳咳嗽。

本方颇为剧烈，能引起腹压变化导致虚脱。本方使用原则即用于病

者体气壮实且病属初起有形的实邪，方效。

【适应证】

（1）寒实结胸，无热证者，与三物、小陷胸汤。（《伤寒论》）

（2）仲景桔梗白散，治咳而胸满，振寒脉数，咽干不渴，时出浊唾腥臭，久久吐脓如米粥者，为肺痈。（《外台秘要》）

（3）肺痈用此方，当其咳逆喘急，胸中隐痛，黄痰颇臭时，而断然（以本方）投之，以扫荡郁毒，可以断除根柢。若犹豫不决，持重旷日，毒气浸润，胸背彻痛，脓秽涌溢，极臭扑鼻，蒸热柴瘦，脉至细数，则噬脐莫及。（《类聚方广义》）

（4）参《皇汉医学》，患者痰涎壅塞，咽喉不利，胸膈满闷，呼吸困难，痰声如泄锯，甚则手足逆冷，面色发青，额上汗出者，为吸气性呼吸困难（白喉），毒在胸中因不得息，与本方有速效。（《皇汉医学》）

（5）卒然咽痛，自申及酉，四肢厥冷，口不能言，若存若亡。脉微欲绝，一身尽冷，呼吸不绝如线。急取桔梗白散二钱，调白汤灌之。下利五六行，咽痛殆减，厥复气爽矣。乃与五物桂枝桔梗加大黄汤（桂枝、地黄、黄芩、桔梗、石膏），须臾大下黑血，咽痛尽除。数日平复。（《成绩录》）

（6）冬月发喘急，痰迫入咽，肩息欲死。用此方一钱，吐痰涎二三合而愈。（《古方便览》）

（7）咽喉肿痛，不能言语，汤水亦不下，有痰咳而痛不可忍余使饮此方一撮，吐稠痰数升，痛忽愈。后用排脓汤而痊愈。（《古方便览》）

（8）一男子咽喉闭塞，不得息，手足微冷，自汗出，烦闷甚。急使迎余，余诊曰：急喉痹也，不可忽视。制桔梗白散，以白汤灌入。须臾，发吐泻，气息方安。因与桔梗汤，痊愈。（《橘窗书影》）

【附记】

（1）《金匮要略》三物备急丸，方药如下：

大黄一两　干姜一两　巴豆（去皮心熬，外研如脂）

上药，各须精新，先捣大黄、干姜为末，研巴豆内中，合治一千杵，用为散，蜜合丸亦佳，蜜器中储之，莫令歇。

治寒结肠胃，寒气冷食稽留肠中，或诸卒暴百病，心腹胀满，卒痛如锥刺，气急口噤，以急性证，腹有食滞，满实无里热，大便不通，心腹胀痛者。

（2）《千金方》紫圆，方药如下：

巴豆　赭石　赤石脂各一分　杏仁二分

研末糊丸，白散用在胸膈以上，此方用在胸膈以下，可作兼用方。

治胸腹食滞结毒，陈寒痼毒，或有水气，或有腹胀满不大便者。

（3）《金匮要略》载《千金》苇茎汤，方药如下：

苇茎二升　意苡仁半升　桃仁五十枚　冬瓜子半升

上四味，以水一斗，先煮苇茎得五升，去滓，内诸药，煮取二升，服一升，再服，当吐如脓。

治咳有微热，烦满，胸中甲错，是为肺痈。

本方在运用上，当以微热吐脓血、臭痰为目标。此方平淡，有意外之效，但非多日多服，则难见效。

十一、黄芩汤类

本类计六方，都是以治疗肠胃蓄热为主证。黄芩汤、黄芩加半夏生姜汤、葛根黄芩黄连汤，三方虽治下利，但其是病势偏于上部的。白头翁汤主赤痢脓血，里急后重，病势偏于下部直肠的。茵陈蒿汤和栀子柏皮汤是治十二指肠、胆管有热并发黄疸的。

67. 黄芩汤

本方即桂枝汤以黄芩易桂枝，去生姜。

【组成】黄芩三两　芍药二两　甘草二两（炙）　大枣十二枚（擘）

上四味，以水一斗（等于2000毫升），煮取三升，去滓，温服一升，日再，夜一服。

【方义】本方即桂枝汤以黄芩易桂枝，去生姜。黄芩味苦，性寒，无毒，味厚气厚，可升可降，主治胃热黄疸、肠澼泄利、肺热骨蒸、身热恶疮，但中寒作泄或腹痛及经枯血虚、胎动不安者均禁用。本方用黄芩泄热，必配芍药、甘草，以芍药主腹痛血痹，以甘草主解毒和中，再以大枣治腹气不足，养脾补虚，治身热下利、腹痛等证。

【运用】太阳与少阳合病，必自下利，下利属肠胃功能异常，肠胃属阳明，胆属少阳，太阳之病合于少阳，少阳主胆，自下利。胆管肌收缩，胆汁不下十二指肠，肠中酸酵，腐败旺盛，发生下利。除下利一症外，尚有心下痞、腹拘急，已明非阳明本身的病变，所主之热，必自里达外，不是太阳表分之热，故脉必弦数。若脉迟为寒，不可与黄芩汤。

痢疾腹痛，于本方中加木香、黄连、枳实、槟榔、桔梗、橘红、柴胡、白头翁等，取效甚速。

【适应证】

（1）太阳与少阳合病，自下利者，与黄芩汤。（《伤寒论》）

（2）黄芩芍药汤（即本方去大枣），治火升鼻衄及热痢（腹痛）。（《活人书》）

（3）芍药黄芩汤（即本方），治泄利腹痛，或里急后重，身热久不愈，脉洪疾，及下痢脓血稠黏者。（《济生拔萃方》）

（4）凡下痢，头痛，胸满，口干，或寒热胁痛，不时呕吐，其脉浮大而弦者，皆治之。（薛己）

（5）凡协热则利下赤黄，肠垢腻者，脐下必热，黄芩汤。（《伤寒全生集》）

（6）黄芩汤，治发热，口干，鼻燥，能食者。（《伤寒六书》）

（7）春温一证，由冬令收藏未固。昔人以冬寒内伏，藏于少阴，入春发于少阳，以春木内应肝胆也。寒邪深伏，已经化热，昔贤以黄芩汤为主方，苦寒直清里热。热伏于阴，苦味坚阴，乃正治也。（叶天士）

【附记】张洁古芍药汤，为黄芩汤去大枣，更名黄芩芍药汤，加木香、槟榔、大黄、黄连、当归、官桂，为治痢疾主方，有泻火、解毒、调气、和血、通滞、止痢之效。

芍药汤，方药如下：

白芍五钱　黄连二钱　当归三钱　甘草二钱　大黄二钱　槟榔二钱
肉桂五分（为末分次调服）　黄芩三钱　木香二钱

水煎服。

主痢疾初期无表证的实证，治下脓血、腹痛、里急后重、排脓极不爽者。

68. 黄芩加半夏生姜汤

本方即黄芩汤加半夏、生姜。

【组成】黄芩三两　芍药二两　甘草二两（炙）　大枣十二枚（擘）　半夏半升（洗）　生姜一两半（切）

上六味，以水一斗，煮取三升，去滓，温服一升，日再，夜一服。

【方义】本方即黄芩汤加半夏、生姜。中焦不和，则气逆于上而作呕，迫于下而为利。本方用半夏、生姜入上焦，以逐水止呕；甘草、大枣入中焦，以和脾健运；黄芩、芍药入下焦，以清热止利；加半夏辛降，生姜辛散，则气逆得降，呕亦自止。本方多用作热利之主方，有苦甘合化、清热存阴之义。

【运用】治黄芩汤证，兼呕吐痰水，或腹痛有呕气者。方中以半夏、生姜专开饮结。若呕而脉数、口渴，为火气犯胃，不宜加半夏、生姜。胃热火炽，宜黄芩易黄连、竹茹。

【适应证】

（1）太阳与少阳合病，自下利者与黄芩汤。若呕者，黄芩加半夏生姜汤主之。（《伤寒论》）

（2）干呕而利者，黄芩加半夏生姜汤主之。（《金匮要略》）

（3）黄芩加半夏生姜汤，治太阳与少阳合病，头痛腰痛，往来寒热，胸胁疼痛而呕者。（《证治要诀》）

（4）治痢疾，发热腹痛，心下痞，里急后重，便脓血者加大黄。若呕者，黄芩加半夏生姜汤中加大黄。（《类聚方广义》）

（5）黄芩加半夏汤（即本方）治伏气发温，内挟痰饮，痞满咳逆。（《张氏医通》）

（6）伤寒发热自利，脉浮大数，及鼻衄或呕者，宜黄芩芍药汤（即本方去大枣，呕者加半夏、生姜）。（《伤寒总病论》）

（7）体虚伏热之吐泻交作，宜黄芩加半夏生姜汤。（王孟英）

（8）（黄芩加半夏生姜汤）亦治胆腑发咳，呕苦水如胆汁。（《医方集解》）

69. 葛根黄芩黄连汤

【组成】葛根半斤　甘草二两（炙）　黄芩三两　黄连三两

上四味，以水八升，先煮葛根，减二升，内诸药，煮取二升，去滓，分温再服。

葛根重用先煮，后内诸药。这样解肌的力量较钝，而清中的力量较锐。取其从里以达于表、从下以腾于上之意，以输运津液上行，减少肠中分泌，则止利。

【方义】黄芩、黄连同是苦寒泄热药。黄芩的功效，付心下而下及于骨盆；黄连的功效，自心下而上及于头面。二者所主证候都是火热之证。本方葛根配芩连，而葛根倍之，是葛根重在撤热。葛根能解热，不能解表，解表必合用麻、桂。若用葛根不加麻、桂，于太阳病恶寒未罢，非但不效，反会招致不良的后果。

【运用】原书指征：脉促，下利，喘而汗出。此为热壅于膈，胸肺受热，胃气不清，主以葛根黄芩黄连汤。大旨柴、葛之属，开达主升。芩、连之属，清凉主降。故本方可应用阳明大热之下利、气急、口渴之证，又可治嗜酒之人热喘。

治痧疹之要：疹之原，出于胃，治疹者当治胃，以清凉为主，而稍佐以升达。痧之原，出于肺，治痧者当治肺，以升达为主，而稍佐以清凉。疹于当主苦泻时，不可更从辛散。痧于当表散时，不可早用寒泻。治痧疹可用葛根黄芩黄连一法，出入增减。

【适应证】

（1）太阳病，桂枝证，医反下之，利遂不止，脉促者，表未解也。喘而汗出者，葛根黄芩黄连汤主之。（《伤寒论》）

（2）痢症初起而发热恶寒者，乃内有郁热外感风寒，风能煽热。互相蒸发是生寒热，宜兼疏其表，用葛根黄芩黄连汤（如有宿食，加枳壳、厚朴）。（唐容川）

（3）葛根黄芩黄连汤加甘草、半夏，治时疫甚效。肢冷脉伏者，亦莫不起死回生。（周凤岐）

（4）小儿之痢，痰热炽，难用下剂之证，多效。（《方舆輗》）

（5）小儿急性热性痢，平日项背拘急，肩凝，而有急性发热、口渴、下痢者。(《古方临床之运用》)

（6）项背强急，心下痞塞，胸中宛热，眼目、牙齿疼痛，或口舌肿痛腐烂者，若加大黄，其效尤速。(《类聚方广义》)

（7）（本方）加红花、石膏，治口疮。(《勿误药室方函口诀》)

（8）口舌肿痛，糜烂者。(《古方临床之运用》)

（9）麻疹汗出后，热犹高，喘咳频频而汗多脉促者，用葛根芩连汤。(《古方临床之运用》)

【附记】陶节庵之柴葛解肌汤为葛根黄芩黄连汤去黄连，加羌活、柴胡等味。

柴葛解肌汤，方药如下：

柴胡 葛根 黄芩 芍药各一钱 白芷 羌活各八分 桔梗七分 甘草三分

无汗恶寒甚者，去黄芩，加麻黄。治太阳、阳明、少阳三经邪盛，头目、眼眶痛，鼻干，不眠，寒邪在经，恶寒无汗，将化为热，脉微洪者。

70. 茵陈蒿汤

【组成】茵陈蒿六两　栀子十四枚（擘）　大黄二两（去皮）

上三味，以水一斗二升，先煮茵陈，减六升，内二味，煮取三升，去滓，分三服。小便当利，尿如皂荚汁状，色正赤。一宿腹减，黄从小便去也。

茵陈清芬轻扬，今重用先煮，是要其走下以宣上，使湿热从小便排去。

又大黄的应用，是因肠有热滞，不大便，而投以诱导热势下行，通大便以利小便，故大黄用量，不可过重。

【方义】茵陈蒿味苦，性微寒，无毒，本品清香四溢，气畅不敛，清芬解郁热，苦寒泄停湿，治热结黄疸、通身发黄，通腠理，去湿热，利小便，对治黄疸有特能。

本方以茵陈清凉胆道，清利胆汁。栀子苦寒，泻三焦之火，除黄病，通小便，治心烦懊㤞、郁热结气。大黄苦寒下泄，通肠胃，逐邪滞。三者能除湿热、疏壅滞、畅通气机，为阳明宣导湿热的主剂。

【运用】本方主治发黄、小便不利、大便难、腹微痛等瘀热在里之证。腹满、小便不利者，为湿热在下；口渴者，为湿热在上，虽未见黄亦可用。

黄，因小便不利，病原不在膀胱，是胃家移热。本病以热实为主，以大黄导热为专效，山栀子次之，茵陈又次之。设去大黄，仅服栀子、茵陈则无效。本方所主虽有腹满便秘证，但腹虽满而不必实，便秘也不是必具证。假便腹胀满而大便坚实者，陶节庵的茵陈将军汤，即本方加枳实、厚朴、黄芩、甘草四味，较为得力。

阴黄，症见色黄而晦、身自汗、小便利、大便了而未了，为寒湿不解之发黄。此证可用茵陈姜附汤，即附子、干姜、半夏、豆蔻、白术、陈皮、泽泻、枳实、茵陈蒿等味，但不得投本方治阳明发黄。

【适应证】

（1）阳明病，发热汗出者，此为热越，不能发黄也，但头汗出，身无汗，剂颈而还，小便不利，渴引水浆者，此为瘀热在里，身必发黄，茵陈蒿汤主之。（《伤寒论》）

（2）伤寒七八日，身黄如橘子色，小便不利，腹微满者，茵陈蒿汤主之。（《伤寒论》）

（3）谷疸之为病，寒热不食，食即头眩，心胸不安，久久发黄，为谷疸，茵陈汤主之。（《金匮要略》）

（4）疫邪传里，遗热下焦，小便不利，邪无输泄，经气郁滞，其传为疸，身目如金者，宜茵陈蒿汤。（吴有性）

（5）（茵陈蒿汤）治胃中有热，有湿，有宿谷，相搏发黄。（《本事方》）

（6）面目身体浮肿，发黄如橘子色，小便亦如柏汁，心胸苦烦，烦热，腹满不能饮食。余乃与此方，时以紫圆下之，十二三日而愈。（《古方便览》）

（7）胸中烦闷，反复颠倒，温温不能食，腹微满，小便不利，一身微发黄色（病初起），与以茵陈蒿汤，两便快利，诸证顿愈。（《续建

殊录》）

（8）心中懊侬，水药入口辄吐，经日益甚。先生诊之，眼黄，心下满，按之痛，乳下扇动，紊乱不定（心悸亢进）。曰：此瘀热在里，不日当发黄。乃以食盐三匕，使白汤吞之，大吐冷水，更与茵陈蒿汤，身果发黄，而围黑粪，使乃（仍）服前方，十五日而复常。（《生生堂治验》）

（9）（一壮年）冬月旅行，逗留海边，恣吃鱼肉，又感寒气，归家未几，面目身体浮肿，发黄如橘子色，小便亦如柏汁，心胸苦烦，腹满不能饮食。余乃与此方，时以紫圆下之，十二三日痊愈。（《古方便览》）

（10）一妇人每次经候十七八日不止，（移前为热）时已三年。医药无效（必服过血药），请余诊，脉细数（必细数有力），身色青白，起则作喘，小便漏，巨黑如奔马，几濒于死。余作茵陈蒿汤（以除郁热）与之。总之郁热若除，血证自治矣。服五十日许，诸证退而复常。（《生生堂医谈》）

【附记】《金匮要略》茵陈五苓散，方药如下：

茵陈蒿末十分　五苓散五分

上二物和，先食饮方寸匕，日三服（亦可煎服）。

治脉沉，渴欲饮水，小便不利者，又曰黄疸病，茵陈五苓散主之。

71. 栀子柏皮汤

【组成】肥栀子十五个（擘）　甘草一两（炙）　黄柏二两

上三味，以水四升，煮取一升半，去滓，分温再服。

【方义】黄柏味苦，性寒，无毒，气味俱厚，沉而降。本方治五脏肠胃中结热，黄疸后急热肿痛，肠痔，泄痢，肠风下血，鼻衄，目热赤痛。栀子苦寒，泻三焦火，通小便，治心烦懊侬、郁热结气。黄柏苦寒，治五脏肠胃中结热黄疸。又恐苦寒伤胃，以甘草和中缓急。

另可随症加减：加知母滋阴降火；加苍术除湿清热，为治痿要药；加细辛泻膀胱火，治口舌生疮。

【运用】栀子、黄柏都是苦寒泄热药，对湿热发黄、心烦、热疮、小便不利、目赤痛等证都有疗效，再配合缓急迫、解毒的甘草，便适于肝、胆、胃、肠、肾、膀胱等脏器蓄热的证候。因本方不用大黄，所主症候当较茵陈蒿汤为轻。身已黄,本方可用;治未发黄,宜栀子豉汤。

《伤寒论》治黄三方:麻黄连翘赤小豆汤是凉散法,治在肌肉,肌肉是阳明之表,在太阳之内,当汗而发之;栀子柏皮汤是清火法,治热在胸腹,胸腹为阳明所主,当以寒胜热;茵陈蒿汤是逐秽法,治肠胃热滞,肠胃是阳明之里,当寻之于下。发黄虽同,但有阳明表里之辨,用药有泻、凉散、清火、逐秽之分。

黄疸证中出现的发热,并非太阳表病发热。热既郁而为黄,虽有表而非纯在表证,但当清其疸以退其黄,则发热自愈。

【适应证】

(1)伤寒身黄,发热,栀子柏皮汤主之。(《伤寒论》)

(2)栀子柏皮汤,治头微汗,小便利而微发黄者,湿热相搏故也。微者宜此。(《宣明论方》)

(3)(栀子柏皮汤)治身黄,发热,心烦者。(《方极》)

(4)伤寒发热,发黄疸,心中烦者,以栀子柏皮汤,每应手而效。(东洞翁)

(5)小儿口噤龂齿,背反张,脚挛急,卧不着席者,宜栀子柏皮汤(《伤寒论类方汇参》)

(6)柏皮汤(即本方)治小儿衄血至一二胜闷绝。(《保婴全方》)

(7)身热心烦,吐衄,目赤痛者。(《伤寒论方解》)

(8)栀子柏皮汤,洗眼球黄赤热痛甚,有效。又胞睑糜烂痒痛及痘疮落痂以后,眼犹不开者,加枯(明)矾少许,洗之,皆妙。(《类聚方广义》)

72. 白头翁汤

【组成】白头翁二两　黄柏三两　黄连三两　秦皮三两

上四味,以水七升,煮取二升,去滓,温服一升。不愈,更服一升。

【方义】白头翁味苦,性寒,清热解毒,治热毒血痢、腹痛血痔,于湿热痢疾及原虫性痢疾有特效,又治颈项瘰瘤和瘰疬。

秦皮味苦、涩,性寒,色青,清肝胆而益肾,治下痢崩带,取其收涩。

本方以白头翁清理血分湿热，佐以秦皮收涩，使肝阳升达，不致下迫，配合连、柏，以黄连苦寒清湿热、厚肠胃，黄柏泻下焦火，是热痢下重的宣剂。

【运用】厥阴下痢，热入厥阴，血液内耗，所谓热痢下重，为火郁湿热，秽气奔迫直肠，肛门重滞而难出，可应用本方治疗。《金匮要略》载"治产后下利，虚极"，用本方加甘草、阿胶。故下痢血液多，腹痛甚，有虚象者，都可加甘草、阿胶两味。

脓血是黏血便。里急后重是肠气欲驱逐肠内毒物，有不及的征象。有此症状时，不拘黏血便的有无，都可加大黄补助。又黏液便或黏血便都是细菌毒素刺激大肠，导致热痢，亦当用大黄以清除之。若里急后重已去，黏血或黏液便之症消时，当即去大黄。但大黄的应用，须大实证，一般证候在本方中加木香、枳实、桔梗、芍药、槟榔片、甘草等味，就可除去后重，不必用大黄。若久痢虚衰，宜用补骨脂、诃子肉、干姜、白术、党参等温补收摄之剂，此等证有下脓血而后重之症，但不得因后重而用大黄。

痢疾以里急后重为主证，病位在直肠，唯以本方清热排毒。若消化道上部无有积滞，则不宜滥用消导药味，以免损伤肠胃。

【适应证】

（1）热利下重者，白头翁汤主之。（《伤寒论》）

（2）下利，欲饮水者，以有热故也，白头翁汤主之。（《伤寒论》）

（3）产后下利，虚极，白头翁加甘草阿胶汤主之。（《金匮要略》）

白头翁加甘草阿胶汤方

白头翁　甘草　阿胶各二两　秦皮　黄连　柏皮各三两

上六味，以水七升，煮取二升半，内胶，令消尽，分温三服。

（4）协热利者曰肠垢，脐下必热，便中垢腻赤黄，或饮水乃热也，黄芩汤、白头翁汤（通用之）。（陶节庵）

（5）白头翁汤，治肠风下血，妙不可言。用白头翁四分，黄连、黄柏、秦皮各七分半，煎服。（《汉药神效方》）

（6）痢疾流行，无不传染。其证每大便时，肛门灼热如火，用此方多有效。（貉丘岑）

（7）白头翁汤，治热痢、滞下、下血。连月不差。(《三因极一病证方论》)

（8）下痢已十余日。始则小腹疼痛，里急后重，大便呈黏液状，近日所下多脓血，日行二十余次，肛门有灼热感，口燥而苦，时时欲呕，饮食尚可，小溲短赤而热。此系湿热内聚胃肠。挟肝胆相火上逆，则口燥苦而欲呕，下迫则为赤痢。饮食尚可，知非噤口痢，治从清热利湿，兼与疏肝利胆。

处方（白头翁汤合小柴胡汤加减）：小柴胡汤二钱，白头翁四钱，秦皮三钱，黄连二钱，黄柏二钱。

复诊：大便次数减为一日十余次，里急后重稍差，余症同前。

处方（白头翁汤合大柴胡汤加减）：白头翁四钱，秦皮三钱，柴胡三钱，赤芍三钱，大黄四钱，黄芩、枳壳、半夏、黄柏、生姜各二钱，黄连一钱五分。

连服二剂，下痢基本控制，腹痛欲呕均瘥。(《伤寒论汇要分析》)

（9）治眼目郁热，赤肿阵痛，风泪不止者。又为洗蒸剂，亦有效。(《类聚方广义》)

十二、泻心汤类

本类计八方，以干姜黄芩黄连人参汤为主。本类方证共同的症状是心下痞。痞为阳气闭阻，邪正相聚，痞在心下，结亦在心下，但觉痞塞不通，满而不痛。本类方对胸部心、肺、胃的病变都有很好的疗效。

半夏、生姜、甘草三泻心汤，均是干姜黄芩黄连人参汤加减，又都同以芩、连清热除痞。唯大黄黄连泻心汤证是热痞，没有水气；附子泻心汤，更有阳虚恶寒、汗出的症状，但二方均无下利，而有便秘等肠胃热结症状。小陷胸汤证正在心下，按之则痛，乃因明痰结在胸膈或心下，治法介于结胸与痞之间。黄连汤是半夏泻心汤去黄芩、加桂枝，治上热下寒、急性胃肠炎等病证，消除心下痞硬，降逆和胃，对下利或便秘等胃肠疾病有特效。

方中芩、连苦寒，合用直折火邪发挥协同作用，疗效倍增。半夏辛

刘述机伤寒方运用手册

温，化饮散结，涤痰镇咳。干姜辛热，可温散寒邪阴凝的痞满。本类计八方中，黄芩、黄连同用方有五方；黄连、半夏同用方有六方；黄连、干姜同用方有五方。

73. 干姜黄芩黄连人参汤

【组成】干姜　黄芩　黄连　人参各三两

上四味，以水六升，煮取二升，去滓，分温再服。

【方义】本方寒邪格热，而上热剧吐尤甚，饮食入口即吐，是寒热相阻于心下而成格逆。方用干姜温散寒邪，芩、连直折火邪，正气伤用人参，则寒热平而气不逆，即不吐食。

陆渊雷说："凡朝食暮吐者，责其胃寒；食入即吐者，责其胃热。胃热故用芩、连。胃虽热而肠则寒，故芩、连与干姜并用。"

【运用】朝食暮吐，为胃寒。食入即吐为胃热。本方寒热并用，治心下痞硬、脘中烦热、食入即吐、下利不止、寒热夹杂的肠胃病症候。

柯氏《伤寒附翼》曰："凡呕家夹热者，不利于香、砂、橘、半。服此方而晏如。"故呕家夹热，不利于香、砂、橘、半辛燥之品者，服本方可愈。若胃热汤水不得入口，去干姜、加生姜汁少许，徐徐呷之，为稍变古法以取效。

【适应证】

（1）伤寒本自寒下，医复吐下之，寒格更逆吐下，若食入口即吐，干姜黄芩黄连人参汤主之。（《伤寒论》）

（2）治脾胃虚寒，肠有积热之泄，甚效。（《医学从众录》）

（3）曾经汗下，关脉迟，胃中虚冷而吐，干姜黄芩黄连人参汤主之。（《活人书》）

（4）翻胃之初，亦可用，止逆而和中。（黄仲理）

（5）此方治膈有热，而吐逆不受食，与半夏、生姜之诸呕吐之药，无寸效者，有特效。又治噤口痢。（《勿误药室方函口诀》）

（6）（幼儿）恍惚不知人事，烦闷不语。急请先生往诊之。直视胸满，心下痞硬，身热殊甚。先生曰：此俗所谓虫热，由血气聚于心胸也。乃作干姜黄连黄芩人参汤及黄连解毒散，二日病愈。（《成绩录》）

（7）（小儿）夏月不大便十余日，终烦闷不语。胸满颇甚，腹中虚软，但胸腹热如烙，他处无热，舌上微黄无苔。此病非外袭也，血气自内上迫也。凡自内发者，初多吐下。与干姜黄连黄芩人参汤，兼用解毒散服之。二日，大便一行，烦闷止。更与紫圆少许，复与前方如前，遂痊愈。（《成绩录》）

（8）干姜黄芩黄连人参汤治胃虚，客热痞满。（《张氏医通》）

（9）骨蒸劳热，心胸烦闷，咳嗽干呕，或下利。（《类聚方广义》）

【附记】《金匮要略》橘皮竹茹汤，方药如下：

橘皮二升　竹茹二升　大枣三十枚　生姜半斤　甘草五两　人参一两

上六味，以水一斗，煮取三升，温服一升，日三服。

治哕逆者，橘皮竹茹汤主之。

74. 半夏泻心汤

本方即干姜黄芩黄连人参汤加半夏、甘草、大枣。

【组成】半夏半升（洗）　黄芩　干姜　人参　甘草（炙）各三两　黄连一两　大枣十二枚（擘）

上七味，以水一斗（等于2000毫升），煮取六升，去滓，再煎，取三升，温服一升，日三服。

半夏泻心汤、生姜泻心汤、甘草泻心汤，去滓复煎，目的是使药性合而为一，熟而和胃，随胃气敷布以调脾胃。

【方义】本方即干姜黄芩黄连人参汤加半夏、甘草、大枣。方治胃肠热结，雷鸣下利，脘中烦热，心下痞，以黄芩、黄连苦寒泄热，半夏止呕降逆，干姜温中止利，人参、甘草、大枣补虚益气。方名中"泻心"，非"泻"心中之热，乃"泻"心中之痞满。

本方即小柴胡汤去柴胡，加黄连、干姜，因其证不往来寒热，无半表证，故不用柴胡。痞因寒热之气互聚而成，用黄芩、黄连、干姜、半夏，寒热两合为之而解。

【运用】胃脘阳虚，乃中焦化生水谷之气虚，阴邪乘阳虚而结聚，才出现心下痞结。此证脘阴之气不能上升而逆于心下为阴邪，胸阳不能下降而留于心下为阳邪，气饮结滞，两邪相阻，则心下满，不痛者为痞，满是不实之谓。若呕而肠鸣的原因，仍为水气，故虽不下利，亦可用本方。

【适应证】

（1）伤寒五六日，呕而发热者，柴胡汤证具，而以他药下之，柴胡证仍在者，复与柴胡汤，此虽已下之，不为逆，必蒸蒸而振，却发热，汗出而解。若心下满而硬痛者，此为结胸也，大陷胸汤主之。但满而不痛者，此为痞，柴胡不中与之，宜半夏泻心汤。（《伤寒论》）

（2）呕而肠鸣，心下痞者，半夏泻心汤主之。（《金匮要略》）

（3）（半夏泻心汤）治老少下痢，水谷不消。肠中雷鸣，心下痞满，干呕不安。（在千金方下煮法后云，并治吐泻大作）若寒加附子一枚，若渴加栝楼根二两，呕加橘皮一两，痛加当归一两，客热以生姜代干姜。（《备急千金要方》）

（4）泻心汤（本方去大枣）治心实热，心下痞满，身重发热，干呕不安，腹中雷鸣，泾溲不利，水谷不消，欲吐不吐，烦闷喘急。（《三因极一病证方论》）

（5）（无表证）胃气不和，心下痞硬，脘中烦热，呕吐，嗳出食臭，腹中雷鸣，下利，口苦，舌质红，舌苔白，脉数。（《伤寒论方解》）

（6）（本方）治疝瘕积聚，痛侵心胸，心下痞硬，恶心呕吐，肠鸣或下利者。若大便秘者，兼用消块丸或陷胸丸。（《类聚方广义》）

（7）此方，饮邪并结而心下痞硬者，为目的。故对于支饮或澼饮之痞硬，无效。若由饮邪并结而致呕吐、哕逆、下利者，皆可用之，有特效。《千金翼》加附子。（《勿误药室方函口诀》）

（8）病大便燥结，平素十余日一行，下后，肛门刺痛不堪，经数年不愈，请余诊之。其脉沉劲，脐之左右积有结块，连于心下。余曰：此病在腹，不在肛门，若不能持久，则不愈。乃作半夏泻心汤加大黄三分与之，日二服，数日后，便利，肛门不痛。（益服前方）经三月，腹候渐稳。（《漫游杂记》）

（9）腹满，经闭数月，心下痞硬，气宇郁甚。诊之，经闭急恐不通，欲先泻其心下痞硬，用半夏泻心汤。七八日，经水大利，气力快然而痊

愈。(山田亚广)

（10）痢疾，腹痛而呕，心下痞硬，或便脓血者，及每因饮食汤药下腹，即辘辘有声而转泄者，可选用以下三方（本方及甘草泻心汤、生姜泻心汤）。（《类聚方广义》）

（11）休息痢，世医以为难治，盖亦秽物不尽也，宜服笃落丸（大黄一味的丸方）兼用泻心汤之类。（《芳翁医谈》）

（12）下利如休息，而无脓血，唯水泻耳，或自止则腹胀，泻则爽然，而日渐羸惫，面色萎黄，恶心吞酸，时腹自痛者，与半夏泻心汤兼用笃落丸为佳，且宜长服。（《芳翁医谈》）

（13）湿热之痔（湿热的痔疾，亦可用本方加减化裁治之）。（《伤寒论类方汇参》）

（14）参《伤寒论汇要分析》，患疟疾三天，经医治疗疟止，但觉胸中痞闷，食后欲呕，但又不得呕，尤其见到油腻食物即生恶心感，脉弦，舌苔白，自述除胸痞，恶心欲呕外，并无其他痛苦。本证无寒热往来于外，但有寒热互结于内，所以胸中痞闷。治拟半夏泻心汤：半夏三钱，黄芩二钱，冲潞（参）三钱，干姜一钱五分，黄连一钱五分，甘草一钱，大枣三枚。服一剂后，恶心全除，胸痞大减，食欲稍振。次日照原方再服一剂而愈。

【附记】《金匮要略》大半夏汤，方药如下：

半夏二升（洗）　人参三两　白蜜一升

上三味，以水一斗二升，和蜜扬之二百四十遍，煮取二升半，温服一升，余分再服。

胃反呕吐者，大半夏汤主之。

【原按】陷胸治在攻结，泻心治在攻痞。气结不散，壅滞不通为结胸，应以陷胸汤直达病所。若塞而不通，否而不分为痞，必用泻心汤这类分解的方剂。

75. 生姜泻心汤

本方即干姜黄芩黄连人参汤加生姜、半夏、甘草、大枣。

【组成】生姜四两（切）　甘草三两（炙）　人参三两　干姜一两

黄芩三两　半夏半升（洗）　黄连一两　大枣十二枚（擘）

上八味，以水一斗，煮取六升，去滓，再煎取三升，温服一升，日三服。

【方义】本方即干姜黄芩黄连人参汤加生姜、半夏、甘草、大枣。生姜泻心汤，其意重在治胃中不和，散除水气与饮食聚于心下的痞结。生姜辛散食臭、和胃，半夏止呕降逆，二药相合，亦能散胁下的水气。人参、大枣、甘草补中土虚弱，干姜可温里寒，黄芩、黄连可泄痞热。芩、连得干姜而痞散，半夏得生姜而水消。本方是攻补兼施、寒热互用、散水消痞的"温情"方剂。

【运用】本方应用于急性胃肠发热较多，又可应用于消化不良兼吞酸嘈杂、胃内有停水，以及由胃的弛缓扩张及多酸症所引起的胃肠症状。

服本方往往因瞑眩作用，有发大泻下者，不可惊恐。

本方与半夏泻心汤相比，只是减少了干姜而增加一味生姜。生姜与干姜的用法，在某些方面来说，可以互代，但干姜一两可抵生姜二三两，生姜走而不守，干姜守而不走，温中多取用干姜，发散多取用生姜。生姜配半夏，长于散水气。止呕吐的疗效，本方较半夏泻心汤、甘草两泻心汤要突出一些。

【适应证】

（1）伤寒，汗出解之后，胃中不和，心中痞硬，干噫食臭。胁下有水气，腹中雷鸣下利者，生姜泻心汤主之。（《伤寒论》）

（2）生姜泻心汤，治大病新瘥，脾胃尚弱，谷气未复，强食过多，停积不化，心下痞硬，干噫食臭，胁下有水，腹中雷鸣，下利，发热者，名曰食复，最宜服之。（《施氏续易简方》）

（3）生姜泻心汤治吐泻交作者，最效。（邹润安）

（4）参《医事惑问》，病泄泻，心下痞硬，水泻呕逆而将绝，服生姜泻心汤，病人大吐泻而气绝，众以为死，殊病者无病苦而觉睡耳。（医事或问）

（5）（壮年）心下痞塞，左胁下有凝结，腹中雷鸣，过食必下利，如是已六年。先生用生姜泻心汤而愈。（《成绩录》）

（6）留饮痞硬者，生姜泻心汤。（《荻野家口诀》）

（7）产后下利，因娩后屈肠骤伸，有水流也。（中略）产后咳嗽，多因水浸肺（俱可用生姜泻心汤）。（《荻野家口诀》）

（8）僻囊，或称吐水病。有吐腐败水者，或食物亦有交吐者，概有胸中嘈杂，心胸痞塞，胁腹挛急，癥结等证。亦有肩背凝痛着，亦有日日，或隔日，四五日，必发痛，吐苦酸水，或无味之水者，亦有吐前唯噫气恶心，而不痛者，大抵大便秘结之人为多。主方以生姜泻心汤，合用附子粳米汤、芍药甘草汤或大建中汤，兼用消块丸或大陷胸丸一钱，每夜或隔一二夜用之。则三四月痊愈。（《方伎杂志》）

（9）慢性胃肠病（胃扩张，肠弛缓）、消化不良患者，年约四十余，宿嗜酒，初则晨起吐清水，嗳气频频，继则胃中有振水音，肠鸣下利，偶食不易消化物或荤腻，则下利频繁，循致消瘦无力，（中略）脉滑数，舌白腻，心下痞硬，腹诊腹壁弛缓，胃肠有蓄水症。乃用生姜泻心汤，连服十余剂而愈。（《古方临床之运用》）

（10）鼓胀，自心下处处胀者，实也，生姜泻心汤大半夏汤。血胀者，小腹胀也，先用生姜泻心汤，则块徐徐减矣，若不长用，则无益。因有血块（小腹胀者。大黄牡丹皮汤证反多），则必凝结留水，其块将渐大也。水解，投血胀方。（《荻野家口诀》）

76. 甘草泻心汤

本方即半夏泻心汤去人参，加重甘草用量。

【组成】甘草四两（炙）　黄芩三两　干姜三两　半夏半升（洗）大枣十二枚（擘）　黄连一两

上六味，以水一斗，煮取六升，去滓，再煎取三升，温服一升，日三服。

据《金匮要略》《备急千金要方》《外台秘要》，本方应有人参三两。

【方义】本方即半夏泻心汤去人参，加重甘草用量。方以甘草命名，取其能缓和急迫之意，即用甘草、大枣的甘味，以补中之虚、缓中之急。半夏辛滑，降逆止呕。芩、连苦寒，泄阳闭的痞热。干姜辛热，散阴凝的痞寒。本方证与生姜泻心汤证，都同具胃肠的症状，生姜泻心汤证重在胃中不和，而本方证重在下利不止，客气上逆，故不欲人参以增气，而须甘草安内伤的阴气。这是二方的区别。

半夏泻心汤、生姜泻心汤、甘草泻心汤所治的主要症状，大致相同。三者均以半夏泻心汤为基础。干姜、黄芩、黄连、人参、半夏、大枣、甘草为半夏泻心汤。生姜泻心汤，即半夏泻心汤减干姜用量，加生姜而成。甘草泻心汤，即半夏泻心汤去人参，加重甘草用量而成。三者都有心下痞、满硬、干呕、噫气、腹中雷鸣、下利、谷不化等症状。三者又都是同以黄芩、黄连清热除痞，同用干姜、半夏散寒降逆，并配合人参、甘草、大枣以补中和胃。但是，半夏泻心汤证是以涎唾多、短气、心烦、卧起不安、恶闻食臭、不欲饮食为主症。生姜泻心汤，重在消散胁下水气，症以涎唾多、呕吐食臭为主。甘草泻心汤，有上焦不和之利，咽燥心烦不安，下利日数十行，以客气上逆、急迫为主症。三者均可除余邪窜扰中脘，从无犯胃气及上二焦的原则上立法。

伤寒十八类经方运用

甘草生用与炙用，作用有别。《金匮要略》甘草泻心汤，以生甘草四两为主药，用量较大以加强清热解毒和中之力；《伤寒论》甘草泻心汤，以炙甘草四两为主药，重在益气和中。

【运用】方中于半夏泻心汤内加甘草一两，其主治即大不同，曰"下利日数十行、谷不化"，曰"干呕心烦不得眠"，曰"默默欲眠，目不得闭，卧起不安"，都是急迫所使然，故以甘草为主。

甘草泻心汤中究竟有没有人参？这要在临床上以唯物辩证法来看问题，原书指征"心下痞硬而满"，为误下后"客气上逆"所致。客气即阴气，此时阴气上升的多，阳气下降的少。若胃气不甚虚，邪气方依客气为患，以人参能助邪，就可不用人参；若胃气虚衰，正虚不胜邪扰，就可考虑加入人参。

本方适用于脾胃虚弱，中焦升降失司，气机痞塞，表现为腹中雷鸣、下利至甚、水谷不化的消化系统疾病。本方主治伤寒痞证，心下痞硬而满，干呕，心烦不得安，狐惑病；临床常用于治疗急、慢性胃肠炎症，白塞综合征等。

甘草泻心汤还治狐惑之湿热错杂证，症见咽喉腐蚀溃烂，声音嘶哑，伴状如伤寒，默默欲眠，目不得闭，卧起不安，不欲饮食，恶闻食臭，其面目乍赤、乍黑、乍白。若虫毒腐蚀咽喉者，叫惑；腐蚀前阴或后阴者，叫狐。由于咽喉与二阴症状常并见，故合称为狐惑病。

【适应证】

（1）伤寒中风，医反下之，其人下利，日数十行，谷不化，腹中雷鸣，心下痞硬而满，干呕，心烦不得安。医见心下痞，谓病不尽，复下之，其痞益甚。此非结热，但以胃中虚，客气上逆，故使硬也。甘草泻心汤主之。（《伤寒论》）

（2）狐惑之为病，状如伤寒，默默欲眠，目不得闭，卧起不安，蚀于喉为惑，蚀于阴为狐，不欲饮食，恶闻食臭，其面目乍赤、乍黑、乍白。蚀于上部则声喝（一作嗄），甘草泻心汤主之。（《金匮要略》）

（3）狐惑二字对举，狐字着实，惑字托空。文法先不合矣。虫蚀咽喉，何惑之有？盖是惑，"蟚"字之误耳。蟚字，篆文似惑，传写滋误。（唐容川）

（4）凡患噫气干呕，或吞酸嘈杂，或平日饮食，每觉恶心烦满，胁下水饮升降者，其人多心下痞硬，或脐上有块，宜服此方。（《类聚方广义》）

（5）（用于产后）口糜烂（有奇效，此等处芩连反有健胃之效）。（《勿误药室方函口诀》）

（6）本方治走马牙疳，特有奇验。（《温知医谈》）

（7）本方君甘草者，一以泻心而除烦，一以补胃中之空虚，一以缓客气之上逆也。倍加干姜者，本以散中宫下药之寒，且以行芩连若以开之之气而消痞硬。佐半夏以除呕，协甘草以和中。是甘草得位而之善备，干姜任重而美具矣。（柯韵伯）

（8）痢不纳食，俗名噤口。如因邪留胃中，胃气伏而不宣，脾气因而涩滞者，香、连、枳、朴、橘红、茯苓之属。热毒冲心，头疼心烦，呕而不食，手足温暖者，甘草泻心汤去大枣，易生姜。此证胃口有热，不可用温药。（《张氏医通》）

【说明】 尤在泾曰："（生姜泻心汤，甘草泻心汤）二汤同为治痞之剂，然生姜泻心汤意在胃中不和，故加辛温以和胃。而甘草泻心汤意在下利不止，与客气上逆，故不欲人参之增气，而须甘草之安中，此其区别也。"

77. 大黄黄连泻心汤

《千金翼方》及林亿之注，谓此方必有黄芩。

【组成】大黄二两　黄连一两

上二味，以麻沸汤二升渍之，须臾绞去滓，分温再服。

【方义】本方之大黄苦寒，不仅用作泻下剂，黄连苦寒，大黄与黄连合用，发挥协同作用，疗效倍增，以泻心火兼清胃热，使热去结开，则痞塞自消。

因苦寒药物气味厚重，煎煮之后，多走肠胃而具泻下作用，故本方用法不取煎煮，而以麻沸汤（麻沸汤即滚开的沸水）浸泡，少许，绞汁即饮，以取其气，薄其味，使之利于清上部无形热邪，而不清泻下部里实之法。

【运用】本方治热痞、热痞兼表之证，主证痞塞不通未与有形之物相结，虽痞而不疼痛。心下的胃脘部位有堵塞之感，按之柔软且不坚硬疼痛的，为气痞。关脉以候脾胃，浮脉主阳热，阳热之脉又见于关，乃中焦有热而痞塞不通，还有心烦口渴，舌红苔黄，甚至吐衄等热证。

心下痞证，又见恶寒者为表邪未解，可出现发热、头痛、脉浮等表证。这是表里同病，治法当先解表，后治里，表解仍可攻痞。如先攻痞，也有引表邪内陷，故曰"解表宜桂枝汤"。

本方证由热毒蓄积所致，故本方能泻火解毒，还能治积热生疮、发斑发黄、目赤肿痛等。

【适应证】

（1）心下痞，按之濡，其脉关上浮者，大黄黄连泻心汤主之。（《伤寒论》）

（2）伤寒大下后，复发汗，心下痞，恶寒者，表未解也。不可攻痞，当先解表，表解乃可攻痞。解表宜桂枝汤，攻痞宜大黄黄连泻心汤。（《伤寒论》）

（3）心气不足，吐血、衄血，泻心汤主之。（《金匮要略》之泻心汤方内有黄芩）

（4）治热蒸在内，不得宣散，其先心腹胀满，气急，然后身面悉黄，

名为内黄（二味方）。(《太平圣惠方》)

（5）（噤口痢）有积秽太多，恶气熏蒸者，大黄黄连泻心汤加木香。(《张氏医通》)

（6）三黄圆（三味方）治丈夫、妇人三焦积热。上焦有热，则攻冲眼目而赤肿，头项胀痛，口舌生疮；中焦有热，则心膈烦躁，饮食不美；下焦有热，则小便赤涩，大便秘结。五脏俱热，即生痈疖疮痍。及治五体之痔疾，粪门肿痛，或下鲜血。(《太平惠民和剂局方》)

【原按】诸泻心汤的方法，都是治心胃间的寒热不调，全属里证。

78. 附子泻心汤

本方为大黄黄连泻心汤加黄芩、附子。

【组成】大黄二两　黄连一两　黄芩一两　附子一枚（炮，去皮，破，别煮取汁）

上四味，切三味，以麻沸汤二升渍之，须臾绞去滓，内附子汁，分温再服。

【方义】本方为大黄黄连泻心汤加附子，为热痞加表阳虚的证治。本方以麻沸汤（麻沸汤即滚开的沸水）浸泡，少许，绞汁即饮，以取其气，其味薄气清，使之利于清上部无形热邪，达到泄热消痞的目的。附子久煎，取其温经扶阳固表之意。诸药合用，为寒热补泻、并投互治的良方。

【运用】心下痞属热痞，复见恶寒汗出者为阳气虚、卫外不固所致。今阳虚卫阳不足，温煦失职，故恶寒；肌表不固，开阖失司，故汗出、手足厥冷。此类证候治以附子泻心汤温经回阳，泄热消痞，扶阳实表。

【适应证】

（1）心下痞，而复恶寒汗出者，附子泻心汤主之。(《伤寒论》)

（2）老人停食，瞀闷晕倒，不省人事，心下满，四肢厥冷，面无血色，额上冷汗，脉伏如绝，其状类中风者，称为食郁、食厥，宜附子泻心汤。(《类聚方广义》)

（3）以三黄之苦寒，清中济阴，以附子之辛热，温经回阳，寒热并用，攻补兼施而不悖，此仲景妙用之入神也。（李中梓）

79. 黄连汤

本方即半夏泻心汤去黄芩，加桂枝。

【组成】黄连三两　甘草三两（炙）　干姜三两　桂枝三两（去皮）
人参二两　半夏半升（洗）　大枣十二枚（擘）

上七味，以水一斗，煮取六升，去滓，温服，昼三夜二。

【方义】方中黄连清解胸膈之热，主治在胃，寒热并用。人参有健
胃消炎之功。桂枝、干姜，温理脾胃之寒，温运血行而止腹痛。半夏降
逆和胃、止呕吐。甘草、大枣和胃肠，并调剂诸药发挥协同作用。

【运用】本方是半夏泻心汤去黄芩、加桂枝所组成。阳气内郁胸中，
胃中有邪气，致胃不得降；胸中有热，而致上热下寒，腹痛欲呕吐。本
方可用于急性胃肠炎，消除心下痞硬，降逆和胃，止呕吐，对腹痛、下
利或便秘等胃肠疾病有特效。

【适应证】

（1）伤寒，胸中有热，胃中有邪气，腹中痛，欲呕吐者，黄连汤主
之。（《伤寒论》）

（2）（本方）治痘疮，热毒在胃中，而致腹痛，甚时欲呕吐者。（《保
赤全书》）

（3）此方治腹痛，恋心而有呕气者，其痛自心下至脐上者。（《方舆
鞔》）

（4）治霍乱、疝瘕（急性胃肠炎之吐泻者），攻心腹痛，发热上逆，
心悸而欲呕吐，以及妇人血气痛，呕而心烦，发热头痛者。（《类聚方
广义》）

（5）余常用此方治霍乱吐泻腹痛，应效如神，盖以其逐邪安正，能
和阴阳也。（丹波元坚）

（6）一妇人年四十余，感暑邪，呕吐腹痛，心下烦闷，与黄连汤加
茯苓，病大安。（《橘窗书影》）

（7）黄连汤，和剂也。此即柴胡汤变法，以桂枝易柴胡，以黄连易
黄芩，以干姜易生姜。（王晋三）

【原按】黄连汤证，为胸中蓄热，寒邪从胃侵逆，寒格在中，热不

得降，故作呕吐；胃阳不舒，故腹中痛；又表邪尚有一分未尽，胃中邪气尚当外达。因此，以黄芩易桂枝，去"泻心"之称，另名黄连汤。

黄连汤以姜、连清热祛寒；半、桂以降逆达表；参、草、大枣以补益其虚。其寒湿互用，甘苦并施，治病在焦府之半表半里。柯韵伯曰："胃中寒邪阻隔，胸中之热不得降，故上炎作呕；胃脘之阳不外散，故腹中痛也；热不在表，故不发热；寒不在表，故不恶寒。胸中为里之表，腹中为里之里。此病在焦腑之半表里。非形躯之半表里也。"

柯韵伯又曰："此亦柴胡加减方也。表无热，腹中痛，故不用柴、芩。君黄连以泻胸中积热，姜、桂以驱胃中寒邪，佐甘、枣以缓腹痛，半夏除呕，人参补虚，虽无寒热往来于外，而有寒热相持于中，仍不离少阳之治法耳。此与泻心汤大同，而不名泻心者，以胸中素有之热，而非寒热相结于心下也。"

80. 小陷胸汤

【组成】 黄连一两　半夏半升（洗）　栝楼实一枚（大者）

上三味，以水六升，先煮栝楼，取三升，去滓，内诸药，煮取二升，去滓，分温三服。

【方义】 黄连苦寒健胃，以清泄心下之热，即重在清中、上焦之热；半夏辛温，化饮散结，涤痰镇咳；瓜蒌实甘寒滑润、清热涤痰开结，而兼润下镇痛。三味药协同配合，使痰热各自分消，而去其结滞之患。

【运用】 本方证为痰热互结于心下，心下按之痞塞压痛。本方清热开结降痰，用于呼吸促迫或咳嗽胸痛等证以清热涤痰镇咳，多用于胸部不适的支气管炎、肺炎等疾病的胸痛喘咳、胸闷、黏痰难以咯出者。本方治疗胃酸过多、急慢性胃炎、十二指肠炎等病证疗效都很好，有清热涤痰、宽胸散结之功。

【适应证】

（1）小结胸病，正在心下，按之则痛，脉浮滑者，小陷胸汤主之。（《伤寒论》）

（2）凡咳嗽面赤，胸腹胁常热，惟手足乍有凉时，其脉洪者，热痰在膈上也。小陷胸汤。（《张氏医通》）

（3）大抵此汤，病人痰热内结者，正宜用之。（汪琥）

（4）正在心下，言不似大结胸之高而在上也。按之则痛，比不按亦痛则较轻也。浮则浅于沉，滑则缓于紧，此结胸之所以有大下之分也。（方有执）

（5）小结胸汤，又治心下结痛，气喘而闷者。（《金镜内台方议》）

【原按】热入有浅深，结胸分大小。心腹硬痛或连小腹按之石硬而不可近者，为大结胸。这是土燥水坚，故脉应之而沉紧。小结胸只在心下，不及胸腹，按之知痛不甚硬者，为小结胸。这是水与热结，凝滞成痰，留于膈上，故也应之而浮滑。因有以上的不同，故以黄连的下热，轻于大黄；半夏的破饮，缓于甘遂；瓜蒌的润利，减于芒硝。本方治痰热互结的胸闷、胸痛、感冒、咳嗽、痰多、呼吸不畅等疗效显著。

十三、白虎汤类

本类计三方，以白虎汤为主，其余二方都是从白虎汤加减化裁而成，主治高热烦渴。石膏、知母二味是著名的解热药，二药同用可清阳明独盛之热。炙甘草、粳米益气和中，可免寒凉药剂伤脾胃之弊。白虎加人参汤是白虎汤原方加人参而成，热盛津伤，有清热除烦、生津止渴之功；竹叶石膏汤，是白虎汤原方去知母加竹叶、麦门冬、半夏、人参而成，有清热生津、益气止渴、降逆和胃的作用。本类方剂广泛应用于伤寒、温病、暑病之后余热未清、气津两伤之急慢性患者。医生在治疗时，可在疾病中扶正祛邪，令患者靠自身的力量战胜疾病。

81. 白虎汤

【组成】知母六两　石膏一斤（碎）　甘草二两（炙）　粳米六合

上四味，以水一斗，煮米熟，汤成去滓。温服一升，日三服。

【方义】本方药味较单纯但效果明显，功专高热烦渴之证。石膏辛甘大寒清热，知母辛苦寒滑而润。石膏、知母二味是著名的解热药，二药同用可清阳明独盛之热。炙甘草、粳米益气和中，可免寒凉药剂伤脾胃之弊。脉浮滑是热炽于里，阳明表里俱热的表现。

-127-

【运用】本方适用于辨为阳明病表里俱热的脉证，无形热郁致厥的脉证，以及三阳合病、邪热偏重于阳明的证治。脉浮，热盛于外，为表有热，其症为身热、汗自出不恶寒、反恶热；脉滑为里有热，热炽于里，为表里俱热，可出现大烦渴不解之症。本方主治壮热，汗出，外感病表已解但发热，不恶寒，汗多，胸中烦热，口干舌燥，渴欲冷饮，面红气粗，小便黄赤，舌红苔黄，脉洪大滑数者。

三阳合病，阳明里热独盛之证。邪热内盛，胃气不舒，津液受灼，出现腹满、身重难于转侧、口不仁、面垢、谵语等症，应独清阳明里热，白虎汤治之。脉滑而厥者，此属热厥而非寒厥，仍以白虎汤独清其里热，里热清则阳气通达，肢厥可愈。

【适应证】

（1）伤寒，脉浮滑，此以表有热，里有寒，白虎汤主之。（《伤寒论》）

（2）三阳合病，腹满，身重，难以转侧，口不仁，面垢，谵语，遗尿。发汗则谵语。下之则额上生汗，手足逆冷。若自汗出者，白虎汤主之。（《伤寒论》）

（3）伤寒脉滑而厥者，里有热，白虎汤主之。（《伤寒论》）

（4）今脉滑而厥，滑为阳脉，里热可知，是热厥也。然内无腹满痛、不大便之证，是虽有热而里未实，不可下而可清，故以白虎汤主之。（《医宗金鉴》）

（5）白虎汤，治一切时气，瘟疫杂病，胃热，咳嗽，发汗，及小儿疱疮，瘾疹，伏热等证。（《医学入门》）

（6）金匮：温疟者，其脉如平，身无寒但热，骨节疼烦，时呕，白虎加桂枝汤主之。

【附记】《金匮要略》白虎加桂枝汤，方药如下：

知母六两　甘草二两（炙）　石膏一斤　粳米二合　桂枝三两（去皮）

上剉，每五两，水一盏半，煎至八分，去滓，温服，汗出愈。

主治温疟，微有恶寒，同时见骨节疼烦、时呕，此为表邪未解。热伤胃气，可用白虎汤清热、生津、止呕，加桂枝以解表邪。

【整理者按】白虎汤治阳明经大热、汗出、烦渴的证候，不能治阳明承气所主的腑实证候，误投必死。血虚肌肤燥热，口渴引饮，脉搏洪大，重按全无，此为血虚发热的证候，李东垣用当归补血汤主治。气虚大热口渴，妄言妄见，脉洪数而实，但其形肥，面赤带白，却喜露筋，脉本不实，为凉药所至，此是素禀阳虚的证候，朱丹溪以黄芪、附子等治之，冷饮服。以上都是类白虎证，而非白虎证，误投必死。其辨识要点在于无汗，徐洄溪曰"无汗二字为白虎所忌"，须遵经训为要。

82. 白虎加人参汤

本方即白虎汤原方加人参二两。

【组成】知母六两　石膏一斤（碎，绵裹）　甘草二两（炙）　人参二两　粳米六合

上五味，以水一斗，煮米熟，汤成去滓，温服一升，日三服。

【方义】白虎汤药味较单纯而效果明显，专主高热烦渴之证。本方加用人参，意义更较深重，不但解热解渴，且有挽救津液伤耗之功用。

石膏辛甘大寒清热，知母辛苦寒滑而润，石膏、知母二味是著名的解热药，二药同用可清阳明独盛之热，炙甘草、粳米益气和中，可免寒凉药剂伤脾胃之弊。白虎汤可直清里热，加用人参可生津液、益元气。白虎汤清阳明之热盛证，加人参可益气生津、清热除烦止渴。

【运用】服桂枝汤后，大汗出不解，大烦渴，脉洪大者，乃阳明热盛，大汗伤津液，致气阴二伤。白虎加人参汤可益气生津，清热烦渴。人参是补气药，并不是滋阴药。对气虚而亡津液者来说，人参是益气生津的重要药。《伤寒论》所揭示的白虎加人参汤主之的四条，如"大汗出后，大烦渴不解""大渴，舌上干燥而烦，欲饮水数升者""口燥渴""渴欲饮水，口干舌燥"等，都明显地指出本方证因高热大汗而耗损了津液，所以人参为气阴二伤所设。

【适应证】

（1）服桂枝汤，大汗出后，大烦渴不解，脉洪大者，白虎加人参汤主之。（《伤寒论》）

（2）太阳中热者，暍是也，汗出恶寒，身热而渴，白虎加人参汤主之。（《金匮要略》）

（3）伤寒脉浮，发热无汗，其表不解，不可与白虎汤，渴欲饮水，无表证者，白虎加人参汤主之。（《伤寒论》）

（4）伤寒无大热，口燥渴，心烦，背微恶寒者，白虎加人参汤主之。（《伤寒论》）

（5）伤寒若吐、若下后，七八日不解，热结在里，表里俱热，时时恶风，大渴，舌上干燥而烦，欲饮水数升者，白虎加人参汤主之。（《伤寒论》）

（6）若渴欲饮水，口干舌燥者，白虎加人参汤主之。（《伤寒论》）

（7）大烦渴，阳明证也。洪大，阳明脉也。中风之邪，服桂枝汤，大汗出后不解，不烦渴，脉洪大者，是邪已入阳明，津液为大汗所伤，胃中干燥故也。宜与白虎加人参汤，清热生津而烦渴自解矣。（《医宗金鉴》）

（8）人参白虎汤，治盛暑烦渴，痘出不快，又解麻痘、斑疮等热毒。（《保赤全书》）

（9）化斑汤（即本方）治赤斑，口燥烦渴，中暍。（《保命集》）

（10）人参白虎汤治，伏暑发渴，呕吐身热，脉虚自汗（如伏暑作寒热未解，宜和五苓散同煎服）。（《徐同知方》）

（11）大汗出，脉洪大而不渴，邪气犹在表也，可更与桂枝汤。若大汗出，脉洪大，而烦渴不解者，表里有热，不可更与桂枝汤，可与白虎加人参汤，生津止渴，和表散热。（成无己）

83. 竹叶石膏汤

本方即白虎汤原方去知母，加竹叶、麦冬、半夏、人参。

【组成】竹叶二把　石膏一斤　麦门冬一升（去心）　半夏半升（洗）　人参二两　甘草二两（炙）　粳米半升

上七味，以水一斗，煮取六升，去滓；内粳米，煮米熟，汤成去米，温服一升，日三服。

【方义】竹叶、石膏去热邪，有清热除烦之效果；人参、麦冬补正虚，有益气生津之功；甘草、粳米和中养胃；半夏降逆和胃。全方有清热益气、养阴生津、和胃降逆之功，是很好的滋养清凉解热剂。

【运用】本方主治伤寒、温病、暑病之后的余热未清、气津两伤证。伤寒解后，余热未清，气阴两伤致使胃失和降，出现身热汗出、多汗少气、心胸烦闷、气逆欲呕吐、口干喜饮、喉干咳嗽、解大便困难、小便黄赤之症，或大病后，余热未清，气阴两伤，出现呕逆烦渴或虚烦不眠、脉虚数、舌干少津之症。本方对此类证有清热生津、益气养阴和胃之功。

【适应证】

（1）伤寒解后，虚羸少气，气逆欲吐，竹叶石膏汤主之。（《伤寒论》）

（2）此言差后而里气虚热也。伤寒解后，津液内竭，故虚羸；中土不足，故少气，虚热上炎，故气逆欲吐，竹叶石膏汤主之。（张隐庵）

（3）是方也，即白虎汤去知母，加人参、麦门冬、半夏、竹叶。以大寒之剂，易为清补之方，此仲景白虎（汤）变方也。（《医宗金鉴》）

（4）文仲：疗天行表里虚烦不可攻者，但当与竹叶汤（即本方）。（《外台秘要》）

（5）上半日嗽多，属胃中有火，竹叶石膏汤降泄之。（《张氏医通》）

（6）伤寒（或麻疹，痘疮后），余热不退，烦冤咳嗽，渴而心下痞硬，或呕或哕者。（《类聚方广义》）

（7）治骨蒸劳热，咳而上气，衄血，唾血，燥渴烦闷，不能眠者。（并）治消渴，贪饮不止，口舌干燥，身热不食，多梦寝汗，身体枯槁者。（《类聚方广义》）

（8）患暑疫，数十日不解。虚羸，脉细数，舌上无苔，干燥，好冷水，绝谷数日，烦冤颇甚。余与竹叶石膏汤。二三日，烦渴解，稍进食。后脉数不解，气血枯燥，大便难，与参胡芍药汤，徐徐恢复。（《橘窗书影》）

【整理者按】若邪热失于清解，郁积化火，症见大热烦渴，用竹叶石膏汤从阳明主治，兼滋肺阴，以复津液。

十四、承气汤类

本类计十方，以大承气汤为主。它们共同的症状是胸腹胀满，为水、热、瘀互结而致"痞、满、燥、实"四大主证之一。大承气汤为峻下热结，荡涤肠胃燥结、胀满实热之方剂；小承气汤为轻下热结之方剂；调胃承气汤为缓下热结之方剂；桃核承气汤，用于少腹局部充血，有和血逐瘀之功；麻子仁丸以蜜为丸缓缓润下，有润肠泄热通便、行气除满消痞之功；抵当汤（丸）治蓄血证，抵挡汤为逐瘀泄热的峻猛之剂，"丸者缓也，汤者荡也"，抵挡丸为逐瘀泄热的缓攻之剂；大陷胸汤为峻下泄热逐水之剂，大陷胸丸为逐水破结、峻药缓用之法，实有以攻为和之意；十枣汤为水饮之邪停聚于胸胁的泻水峻剂。

84. 大承气汤

【组成】大黄四两（酒洗）　厚朴半斤（炙，去皮）　枳实五枚（炙）芒硝三合

上四味，以水一斗，先煮二物，取五升，去滓；内大黄，更煮取二升，去滓；内芒硝，更上微火一两沸。分温再服。得下，余勿服。

【方义】大黄苦寒泄热，荡涤肠胃，推陈致新，是为宿食与热邪相搏、大便秘结、腹中实痛而设立的。芒硝咸寒，软坚润燥，是为肠中热结、大便干燥坚硬而设立的。枳实破结实，是为心中下痞痛而设立的。厚朴消痰下气，是为胸腹胀满而设立的。本方所主是"痞、满、燥、实"四大主症。四味药相合，为攻下实热，荡涤肠胃燥结、胀满之峻下热结之方剂。

【运用】本方所主阳明腑实证，热结旁流、里热实证。本方治腹部"痞、满、燥、实"四大主症，为峻下热结之方剂。主证为表已解，邪热全入阳明，见胸腹胀满、潮热、烦躁、谵语，燥热结成阳明腑实证。大下后，六七日不大便，烦不解，腹满痛者，此有燥屎也有宿食故也。阳明病，谵语，潮热，反不能食者，胃中必有燥屎；喘满烦躁，小便不利，大便乍难乍易，时有微热，喘冒不能卧者；潮热，手足漐漐汗出，大便难而谵语者，脉滑而数者，下之则愈等证。以上均为大承气汤主治。

【适应证】

（1）阳明病，谵语有潮热，反不能食者，胃中必有燥屎五六枚也。若能食者，但硬耳，宜大承气汤下之。（《伤寒论》）

（2）二阳并病，太阳证罢，但发潮热，手足絷絷汗出，大便难而谵语者，下之则愈，宜大承气汤。（《伤寒论》）

（3）阳明病，下之，心中懊憹而烦，胃中有燥屎者，可攻。腹微满，初头硬，后必溏，不可攻之。若有燥屎者，宜大承气汤。（《伤寒论》）

（4）大下后，六七日不大便，烦不解，腹满痛者，此有燥屎也。所以然者，本有宿食故也。宜大承气汤。（《伤寒论》）

（5）病人小便不利，大便乍难乍易，时有微热，喘冒不能卧者，有燥屎也。宜大承气汤。（《伤寒论》）

（6）少阴病，六七日，腹胀不大便者，急下之，宜大承气汤。（《伤寒论》）

（7）少阴病，得之二三日，口燥咽干者，急下之，宜大承气汤。（《伤寒论》）

（8）少阴病，自利清水，色纯青，心下必痛，口干燥者，可下之，宜大承气汤。（《伤寒论》）

（9）汗出谵语者，以有燥屎在胃中，此为风也。须下者，过经乃可下之。下之若早，语言必乱，以表虚里实故也。下之愈，宜大承气汤。（《伤寒论》）

（10）病人烦热，汗出则解，又如疟状，日晡所发热者，属阳明也。脉实者，宜下之；脉浮虚者，宜发汗。下之与大承气汤，发汗宜桂枝汤。（《伤寒论》）

（11）得病二三日，脉弱，无太阳柴胡证，烦躁心下硬。至四五日，虽能食，以小承气汤，少少与，微和之，令小安。至六日，与承气汤一升。若不大便六七日，小便少者，虽不受食，但初头硬，后必溏，未定成硬，攻之必溏。须小便利，屎定硬，乃可攻之，宜大承气汤。（《伤寒论》）

（12）阳明病，发热汗多者，急下之，宜大承气汤。（《伤寒论》）

（13）发汗不解，腹满痛者，急下之，宜大承气汤。（《伤寒论》）

（14）腹满不减，减不足言，当下之，宜大承气汤。（《伤寒论》）

（15）阳明少阳合病，必下利。其脉不负者，为顺也。负者，失也，互相克贼，名为负也。脉滑而数者，有宿食也，当下之，宜大承气汤。

（《伤寒论》）

（16）伤寒六七日，目中不了了，睛不和，无表里证，大便难，身微热者，此为实也。急下之，宜大承气汤。（《伤寒论》）

（17）阳明病，脉迟，虽汗出，不恶寒者，其身必重，短气，腹满而喘；有潮热者，此外欲解，可攻里也。手足濈然汗出者，此大便已硬也，大承气汤主之。若汗多，微发热恶寒者，外未解也，其热不潮，未可与承气汤，若腹大满不通者，可与小承气汤微和胃气，勿令至大泄下。（《伤寒论》）

（18）阳明病，潮热，大便微硬者，可与大承气汤，不硬者，不可与之。若不大便六七日，恐有燥屎，欲知之法，少与小承气汤，汤入腹中，转矢气者，此有燥屎也，乃可攻之。若不转矢气者，此但初头硬，后必溏，不可攻之，攻之必胀满不能食也。（《伤寒论》）

（19）伤寒，若吐若下后，不解，不大便五六日，上至十余日，日晡所发潮热，不恶寒，独语如见鬼状。若剧者，发则不识人，循衣摸床，惕而不安，微喘直视，脉弦者生，涩者死，微者，但发热谵语者，大承气汤主之。若一服利，则止后服。（《伤寒论》）

（20）痉为病，胸满口噤，卧不着席，脚挛急，必齘齿，可与大承气汤。（《金匮要略》）

（21）痢疾，大热，腹满而痛如锥刺，口舌干燥或破裂，大便日数十百行，或便脓血者。（《类聚方广义》）

（22）脚气证，其人胸中跳动，心下硬，短气，腹满，便秘，而脉数者，假饶其状似缓证，决不可轻视，必有不测之祸。早用此方，逐除郁毒，则不致大患。（《类聚方广义》）

（23）仲景所用大承气者二十五证，虽曰各异，然即下泄之法也。其法虽多，不出大满大热大实，其脉沉实滑者之所当用也。（许宏）

（24）大承气汤，治病人热甚，脉来数实，欲登高弃衣，狂言詈骂，不避亲疏。盖阳盛则四肢实，实则能登高也。（《伤寒绪论》）

（25）（治发狂）触冒寒邪，失于解利，因转属阳明证。胃实谵语（本方加黄连）。（《卫生宝鉴》）

85. 小承气汤

本方为大承气汤去芒硝，厚朴、枳实减量。

【组成】大黄四两（酒洗） 厚朴二两（炙，去皮） 枳实三枚（大者，炙）

上三味，以水四升，煮取一升二合（一合约为20毫升），去滓，分温二服。初服汤当更衣；不尔者，尽饮之。若更衣者，勿服之。

【方义】本方为大承气汤去芒硝，厚朴、枳实减量。大黄苦寒，泄热通便，荡涤肠胃，推陈致新，是为宿食与热邪相搏、大便秘结、腹中实痛而设立的。枳实破结实。厚朴消痰下气，是为胸腹胀满而设立的。故厚朴、枳实须减量。热实燥坚不是很甚者，可用小承气汤轻下热结、除满消痞。

【运用】大承气汤主阳明腑实证，为峻下热结之方剂。大承气方证为热结旁流、里热实证，腹部出现"痞、满、燥、实"四大主症。本方为大承气汤去芒硝，厚朴、枳实减量。本方不用润燥软坚的芒硝，枳实破结实与厚朴消痰下气之力减弱，其通下之力亦较大承气汤缓和，适用于阳明痞满而实且热实燥坚不是很甚者。

本证是由阳明里热盛、汗出津伤、胃燥成实、宿食停滞，出现脘腹胀满，致心下痞满、燥热、烦躁。胃燥则大便硬，大便硬则易谵语，舌苔厚而黄，脉沉而有力，故以小承气汤轻下热结、泄热通便、除满消痞。

【适应证】

（1）阳明病，脉迟，虽汗出不恶寒者，其身必重，短气，腹满而喘，有潮热者，此外欲解，可攻里也。手足濈然汗出者，此大便已硬也，大承气汤主之。若汗多，微发热恶寒者，外未解也，其热不潮，未可与承气汤。若腹大满不通者，可与小承气汤，微和胃气，勿令至大泄下。（《伤寒论》）

（2）阳明病，潮热，大便微硬者，可与大承气汤；不硬者，不可与之。若不大便六七日，恐有燥屎，欲知之法，少与小承气汤，汤入腹中，转矢气者，此有燥屎也，乃可攻之；若不转矢气者，此但初头硬，后必溏，不可攻之，攻之必胀满不能食也。欲饮水者，与水则哕。其后发热

者，必大便复硬而少也，宜以小承气汤和之。不转矢气者，慎不可攻也。（《伤寒论》）

（3）阳明病，其人多汗，以津液外出，胃中燥，大便必硬，硬则谵语，小承气汤主之。若一服谵语止者，更莫复服。（《伤寒论》）

（4）阳明病，谵语，发潮热，脉滑而疾者，小承气汤主之。（《伤寒论》）

（5）下利，谵语者，有燥屎也，宜小承气汤。（《伤寒论》）

（6）阳明病，谵语，发潮热，脉滑而疾者，小承气汤主之。因与承气汤一升，腹中转气者，更服一升。若不转气者，勿更与之。明日又不大便，脉反微涩者，里虚也，为难治，不可更与承气汤也。（《伤寒论》）

（7）太阳病，若吐、若下、若发汗后，微烦，小便数，大便因硬者，与小承气汤和之愈。（《伤寒论》）

（8）得病二三日，脉弱，无太阳柴胡证，烦躁，心下硬，至四五日，虽能食，以小承气汤，少少与，微和之，令小安，至六日，与承气汤一升。若不大便六七日，小便少者，虽不受食，但初头硬，后必溏，未定成硬，攻之必溏。须小便利，屎定硬，乃可攻之，宜大承气汤。（《伤寒论》）

（9）小承气汤，治痞实而微满，状若饥人食饱饭，腹中无转失气。即大承气汤只去芒硝。心下痞，大便或通，热甚，须可下，宜此方。（《医垒元戎》）

（10）热邪传里，但上焦痞满者，宜小承气汤。（《温疫论》）

（11）治痢疾初发，精神甚盛，腹痛难忍，或作胀闷，里急后重，数至圊而不能通，窘迫甚者，本方甚效。（《入门良方》）

（12）治腹满大便不通，汗多，大便硬，谵语，发潮热，或大便初头硬，后溏者，微烦，小便数，大便硬者，下利或哕而谵语者，均宜本方。（《方机》）

（13）三承气汤功用仿佛，热邪传里，但上焦痞满者，宜小承气汤；中有坚结者，加芒硝软坚而润燥。病久失下，虽无结粪，然多黏腻结臭恶物，得芒硝则大黄有荡涤之能；设无痞满，唯存宿结，而有郁热者，宜调胃承气汤也。（吴又可）

（14）"小承气汤"泻下之力甚缓，余尝用于胃肠炎，即俗称伤食，因食物不适过食而致痞闷、腹痛、下利不畅，舌黄，口渴，脉数实，身热有汗，夜寐不安者，与本方加消化剂，若神曲、山楂等，颇著效果。（《古方临床之运用》）

86. 调胃承气汤

本方即大承气汤去枳实、厚朴，加甘草。

【组成】大黄四两（去皮，清酒洗）　甘草二两（炙）　芒硝半升

上三味，以水三升，煮取一升，去滓，内芒硝，更上火微煮令沸，少少温服之。

【方义】大黄苦寒泄热，荡涤肠胃，推陈致新，是为宿食与热邪相搏、大便秘结、腹中实痛而设立的。芒硝咸寒，软坚润燥，通利大便。炙甘草甘平和中。本方即大承气汤去枳实、厚朴，加甘草。方以单纯之大黄、芒硝泻下胃肠中之宿便，佐以甘草之剂。三物相合，缓下热结，使肠中燥屎得以排泄，使热毒得以解除。

本方的服法有二种：一是用温药复阳后，致胃热谵语，取"少少温服之"；二是用于阳明实热之证，取其泄热和胃，"温顿服之"，此法多用以清热和胃，则一定有积热而不一定有宿食，故名调胃承气汤。

【运用】调胃承气汤是大黄先煮，配以甘草"少少温服之"，可知其用意与一般的泻下剂有所不同。此方的主要作用是清热和胃，其人一定有积热而不一定有宿食，故名调胃承气汤；而大、小承气汤，其人必有宿食和积热。

三承气汤（大承气汤，小承气汤，调胃承气汤）都是泻下剂，但它们的作用是不同的。大承气汤是峻下热结之方剂，主腹部"痞、满、燥、实"四大主症；小承气汤是轻下热结之方剂，除满消痞；调胃承气汤则是缓下热结之方剂。

本方缓下热结，使肠中燥屎得以排泄，使热毒得以解除；主要运用于大便秘结，身热、不恶寒，胸痛，脘中烦热，或有谵语，口舌生疮，牙齿肿痛，舌苔黄而干，脉滑数者等。

【适应证】

（1）太阳病三日，发汗不解，蒸蒸发热者，属胃也。属胃承气汤。（《伤寒论》）

（2）阳明病，不吐不下，心烦者，可与调胃承气汤。（《伤寒论》）

（3）伤寒吐后，腹胀满者，与调胃承气汤。（《伤寒论》）

（4）若胃气不和，谵语者，少与调胃承气汤。（《伤寒论》）

（5）发汗后，恶寒者，虚故也；不恶寒，但热者，实也，当和胃气，与调胃承气汤。（《伤寒论》）

（6）太阳病未解，脉阴阳俱停，必先振栗汗出而解。但阳脉微者，先汗出而解；但阴脉微者，下之而解。若欲下之，宜调胃承气汤。（《伤寒论》）

（7）伤寒十三日，过经谵语者，以有热也，当以汤下之。若小便利者，大便当硬，而反下利，脉调和者，知医以丸药下之，非其治也。若自下利者，脉当微厥；今反和者，此为内实也。调胃承气汤主之。（《伤寒论》）

（8）太阳病过经十余日，心下温温欲吐，而胸中痛，大便反溏，腹微满，郁郁微烦，先此时自极吐下者，与调胃承气汤。若不尔者，不可与。（《伤寒论》）

（9）吐后而腹胀满，则邪不在胸，为里实可知。然但胀满而不痛，自不宜用急下之法，少与调胃可耳。（喻嘉言）

（10）邪气盛则胃实，故用大黄、芒硝。此自用甘草，是和胃之意。此见调胃承气，是和剂而非下剂也。（柯韵伯）

（11）调胃承气汤，治消中，渴而饮食多。（《东恒试效方》）

（12）调胃承气汤，治实而不满者，腹如仰瓦，腹中转失气，有燥粪，不大便而谵语，坚实之证，宜用之。（《医垒元戎》）

（13）调胃承气汤，治中热，大便不通，咽喉肿痛，或口舌生疮。（《口齿类要》）

（14）痘疮，麻疹，痈疽，疔毒，内攻冲心，大热谵语，烦躁闷乱，舌上燥裂，不大便，或下利，或大便绿色者，宜此方。（《类聚方广义》）

【整理者按】徐洄溪曰："芒硝善解结热之邪，大承气用之，以解已结之热邪。此方用之，以解将结之热邪，其能调胃，则全赖甘草也。"调胃承气汤有承顺胃气的意义，不似大、小承气的专取攻下。

87. 桃核承气汤

本方即调胃承气汤加桂枝、桃仁。

【组成】桃仁五十枚（去皮、尖）　大黄四两　桂枝二两（去皮）甘草二两（炙）　芒硝二两

上五味，以水七升，煮四物，取二升半，去滓，内芒硝，更上火微沸，先食温服五合（一合约为 20 毫升），日三服，当微利。

【方义】本方即调胃承气汤方内加桂枝、桃仁。调胃承气汤是缓下热结之方剂，以泻下为目的；而本方以桃仁为主，意在和血逐瘀。方中桂枝辛温和血通经，助桃仁调血。大黄苦寒泄热、荡涤肠胃，是为宿食与热邪相搏、大便秘结、腹中实痛而设立的，亦助桃仁和血逐瘀。芒硝咸寒，软坚润燥，通利大便。炙甘草甘平和中，防伤正气而调和诸药。桃仁、大黄、桂枝、甘草、芒硝，五味相配合，和血逐瘀，用于局部瘀血之诸症，是最合理的配方。

【运用】太阳病不解，外邪入里化热，热结膀胱（膀胱代表下焦，包括胞宫）。本方证为邪热与瘀血蓄于下焦，故见少腹出现急结，胀满疼痛，月经不调。邪热与瘀血互结，上绕心神，出现精神异常兴奋、发狂、口渴、烦躁不安、目赤、齿龈肿痛、头疼痛等症状；或因跌打外伤瘀凝而疼痛者。如有表证，则当先解表，不可先攻逐瘀血。若外邪已解，只有蓄血证的表现，即可用桃核承气汤攻下瘀热、活血化瘀，使其瘀血自下，邪热随瘀而去，其病自愈。

【适应证】

（1）太阳病不解，热结膀胱，其人如狂，血自下，下者愈。其外不解者，尚未可攻，当先解其外。外解已，但少腹急结者，乃可攻之，宜桃核承气汤。（《伤寒论》）

（2）《古今录验》疗往来寒热，胸胁逆满，桃仁承气汤。（《外台秘要》）

（3）桃仁承气汤，治产后恶露不下，喘胀欲死，服之十差十。（《伤

寒总病论》）

（4）妇人久患头疼，诸药不效者，以本方则愈。（《青州医谭》）

（5）桃仁承气汤，治下焦蓄血，漱水迷忘，小腹急痛。内外有热，加生蒲黄。（《仁斋直指方》）

【整理者按】本方是下热行瘀的方剂，可通治三焦瘀血：上焦壅热、血出紫黑作块，胸腹满痛；中焦蓄血，寒热胸满，漱水不欲咽，喜忘昏迷；下焦小腹急结，其人如狂。女子月事不调，先经作痛，与经闭不行等证，桃仁承气汤俱有疗效。

88. 麻子仁丸

本方为小承气汤加麻子仁、芍药、杏仁。

【组成】麻子仁二升　芍药半斤　枳实半斤（炙）　大黄一斤（去皮）　厚朴一尺（炙，去皮）　杏仁一升（去皮尖，熬，别作脂）

上六味，蜜和丸，如梧桐子大。饮服十丸，日三服，渐加，以知为度。

【方义】本方由小承气汤加麻仁、芍药、杏仁组成。麻仁为主药，有润肠滋燥、通利大便之功。杏仁有润肺降逆、下气平喘、滋润肠道、通利大便的作用。芍药缓急和营。三药配以小承气汤的大黄、枳实、厚朴，清里热盛。诸药共同配合，治津伤胃燥，宿食停滞出现的脘腹胀满、大便硬而不通，有行气泄热、润肠通便、除满消痞之功。方以蜜为丸，渐加，以知为度，取其缓缓润下之义。

【运用】麻子仁丸以蜜为丸，取其缓缓润下之义，为常用中成药，温开水送服，每服三钱，日服二次。本方有润肠泄热、行气通便的作用。仲景曾在桂枝加大黄汤中，用大黄、芍药以治腹中大腹痛。本方配以杏仁、麻仁可润肺降逆、消痰下气。枳实、厚朴，清里热盛，有行气泄热的作用。本方用以治疗脘腹胀满，大便硬而不通，津伤胃燥，宿食停滞，脉浮涩，舌苔厚而干者。尤老人和长期大便不通、便秘者，服本方有很好的疗效。

【适应证】

（1）趺阳脉浮而涩，浮则胃气强，涩则小便数，浮涩相抟，大便则

硬，其脾为约，麻子仁丸主之。（《伤寒论》）

（2）《古今录验》麻子仁丸，疗大便难，小便利，而反不渴者，脾约。（《外台秘要》）

（3）禀质脆薄之人，或久病虚弱，及老人血液枯燥等之大便不下者，宜本方。（尾台）

（4）趺阳脉浮而涩，浮则胃气强，涩则小便数，浮涩相搏，大便则坚，其脾为约，麻子仁丸主之。（《金匮要略》）

【整理者按】脾约一证，不可发汗。如其人素禀阳藏，火旺津亏，营卫枯燥，三五日一次大便，结燥异常，虽有太阳病，壮热无汗，不可发表。又承气诸方是治腑病，本方是治脏病。故病在太阴，不可荡涤取效，应久服而始和。既云脾约血枯，火燔津竭，理宜滋阴降火。本方唯热甚而禀实者可用，热虽甚而虚者，用之愈致燥渴，则不可用。

89. 抵当汤

【组成】水蛭三十枚（熬） 虻虫三十枚（去翅足，熬） 桃仁二十枚（去皮尖） 大黄三两（去皮，破六片）

上四味，以水五升，煮取三升，去滓，温服一升。不下者，更服。

【方义】方中水蛭、虻虫二味，破血逐瘀，直入血络；桃仁和血逐瘀；大黄有行气泄热、润肠通便、除满导瘀之功。本方为攻逐瘀血的峻剂。中病即止，凡有内出血者及高年、体弱、孕妇均慎用或禁用。

【运用】本方为攻逐瘀血的峻猛之剂。热病误治后，不是结胸证而是热瘀在少腹的蓄血证，表现为少腹部有膨胀硬满感，按之则压痛，小便自利，身黄有微热，大便硬而色黑易解，或躁狂，或喜忘，脉沉结；妇女则月经停闭，感小腹部胀满，甚则硬满，小便自利，善忘，舌有瘀斑，脉沉结者。此类证宜抵当汤下瘀血，逐瘀泄热，攻逐蓄血。

【适应证】

（1）太阳病，六七日表证仍在，脉微而沉，反不结胸，其人发狂者，以热在下焦，少腹当硬满，小便自利者，下血乃愈。所以然者，以太阳随经，瘀热在里故也，宜下之，以抵当汤。（《伤寒论》）

（2）太阳病身黄，脉沉结，少腹硬，小便不利者，为无血也；小便

自利，其人如狂者，血证谛也，抵当汤主之。（《伤寒论》）

（3）阳明证，其人喜忘者，必有蓄血。所以然者，本有久瘀血，故令喜忘。屎虽硬，大便反易，其色必黑，宜抵当汤下之。（《伤寒论》）

（4）病人无表里证，发热七八日，虽脉浮数者，可下之。假令已下，脉数不解，合热则消谷喜饥，至六七日不大便者，有瘀血，宜抵当汤。（《伤寒论》）

（5）（抵当汤治）小腹硬满，小便自利，发狂者；喜忘，大便硬，反易通，色黑者；脉浮数，善饥，大便不痛者；经水不利者。（《方极》）

（6）若病人无表证，不发寒热，胸腹满，唇燥，但欲漱水不欲咽者，此为有瘀血，必发狂也。轻者，犀角地黄汤；难者，抵当汤。（朱肱）

（7）蛭，昆虫之巧于饮血者也；虻，飞虫之猛于吮血者也。兹取水陆之善取血者攻之，同气相求耳。更佐桃仁之推陈致新，大黄之苦寒以荡涤邪热。（柯韵伯）

（8）此方云蓄血，云少腹硬满，此之桃核承气汤证其病沉结，根已深，蒂已固，至此非以水蛭、虻虫之类，则不能攻破之。（《方舆輗》）

（9）跌扑折伤，瘀血凝滞，心腹胀满，二便不通者；或经闭而少腹硬满，或眼目赤肿，疼痛不能瞻视者；或经水闭滞，腹底有癥，腹皮见青筋者，皆宜此方。若不能煮服者，为丸以温酒送下亦佳。（《类聚方广义》）

【整理者按】桃仁承气汤的用药时机是治瘀血将结的时候，抵当汤的用药时机是治瘀血已结之后，这是他们的区别点。抵当汤是攻瘀的峻剂，要脉证确鉴，方可能用。

90. 抵当丸

本方即抵当汤剂改丸剂，水蛭、虻虫、桃仁减量。

【组成】水蛭二十个（熬）　虻虫二十个（去翅足，熬）　桃仁二十五个（去皮尖）　大黄三两

上四味，捣分四丸。以水一升，煮一丸。取七合（一合约为20毫升）服之。晬时当下血，若不下者，更服。

【方义】本方为抵当汤改抵当丸。抵当汤与抵当丸，药物完全相同，

只是水蛭、虻虫、桃仁减量（水蛭、虻虫剂量减少三分之一，桃仁剂量减少五分之一）。汤剂改为丸剂，将攻逐瘀血的峻猛之剂改为缓攻之剂。抵当丸药力缓和，于破血逐瘀之治法中另起一法。

【运用】抵当丸与抵当汤，二方药物完全相同，功用亦相同。汤方药物攻逐瘀血之力较峻猛；丸药攻逐瘀血之力较缓和，为缓攻之剂。重证用汤，轻证用丸。丸药服用方便，虽攻逐瘀血之力较缓和，但也有效果，治疗时间稍长一点（丸药的作用也不逊于汤剂）。

【适应证】

（1）伤寒有热，少腹满，应小便不利，今反利者，为有血也，当下之，不可余药，宜抵当丸。（《伤寒论》）

（2）然名虽丸也，犹煮汤焉。夫汤，荡也；丸，缓也。变汤为丸而犹不离乎汤，其取欲缓不缓，不荡而荡之意。（方有执）

（3）（抵当汤、抵当丸）治瘀血者，凡有瘀血者，二焉。少腹硬满，小便快利者，一也；腹不满，其人言我满者，二也。急则以汤，缓则以丸。（《方极》）

91. 大陷胸汤

【组成】大黄六两（去皮） 芒硝一升 甘遂一钱匕

上三味，以水六升，先煮大黄，取二升，去滓，内芒硝，煮一两沸，内甘遂末。温服一升，得快利，止后服。

【方义】甘遂为逐饮泻水之峻药，尤长于泻逐胸腹之积水；大黄苦寒泄热，荡涤肠胃，治腹中实痛，大便秘结；芒硝咸寒，软坚润燥，通利大便。三药合用，对胸腹有积水之证，有泄热逐水破结之效。注意本方应中病即止，不可过服，因泻下峻猛，以免伤正气。

【运用】本方以大黄、芒硝配合甘遂，泻水泄热的作用很强，乃为邪热内聚、胸腹有积水者而设立。甘遂为逐饮泻水之峻药。三药配合为治水热结胸、逐留饮、泄热逐水之大方，故名大陷胸汤。

本方主治胸腹有积水，心下及胁下按之坚硬、疼痛，身黄，大腹水肿，短气烦躁，小便不利，脉沉弦而紧，按之有力者。以上诸证，皆为阳热内陷与痰水相结而致结胸之证。

【适应证】

（1）太阳病，脉浮而动数，浮则为风，数则为热，动则为痛，数则为虚，头痛发热，微盗汗出，而反恶寒者，表未解也。医反下之，动数变迟，膈内拒痛。胃中空虚，客气动膈，短气躁烦，心中懊恼，阳气内陷，心下因硬，则为结胸，大陷胸汤主之。若不结胸，但头汗出，余处无汗，剂颈而还，小便不利，身必发黄。（《伤寒论》）

（2）伤寒六七日，结胸热实，脉沉而紧，心下痛，按之石硬者，大陷胸汤主之。（《伤寒论》）

（3）伤寒十余日，热结在里，复往来寒热者，与大柴胡汤。但结胸，无大热者，此为水结在胸胁也。但头微汗出者，大陷胸汤主之。（《伤寒论》）

（4）太阳病，重发汗而复下之，不大便五六日，舌上燥而渴，日晡所小有潮热。从心下至少腹硬满而痛不可近者，大陷胸汤主之。（《伤寒论》）

（5）伤寒十余日，热结在里，是可下之证，复往来寒热，为正邪分争，未全敛结，与大柴胡汤下之。但结胸无大热者，非热结也，是水饮结于胸胁，谓之水结胸。周身汗出者，是水饮外散，则愈。若但头微汗出，余处无汗，是水饮不得外泄，停蓄而不行也，与大陷胸汤以逐其水。（成无己）

（6）此方为热实结胸之主药。其他胸痛剧者，有特效。（中略）因留饮而凝于肩背者，有速效。小儿龟背等，有用此方者。其轻者，宜大陷胸丸。又小儿欲成龟胸者，早用此方则可收效。（《勿误药室方函口诀》）

【说明】大承气汤的方药为大黄、芒硝、枳实、厚朴；大陷胸汤的方药为大黄、芒硝、甘遂。

大承气汤主阳明腑实证、里热实证，为峻下热结之方剂。本方即大陷胸汤以大黄、芒硝配合甘遂，其泻水泄热的作用很强，甘遂为逐饮泻水之峻药。本方主治胸腹有积水，病变多在心下及胁下、膈下、胸胁等部位，为治水热结胸的泄热逐水之大方，故名大陷胸汤。大承气汤先煮枳实、厚朴，而后纳大黄，大黄生用加强峻下热结的疗效。大陷胸汤是先煮大黄而后纳诸药，是其缓下。

【整理者按】结胸不按而自痛，痞气但满而不痛，二证虽是不汗误下而成，但有虚实不同的分别。

92. 大陷胸丸

本方为大陷胸汤加葶苈子、杏仁。

【组成】大黄半斤　葶苈子半升（熬）　芒硝半升　杏仁半升（去皮尖，熬黑）

上四味，捣筛二味，内杏仁、芒硝，合研如脂，和散。取如弹丸一枚；别捣甘遂末一钱匕，白蜜二合（一合约为 20 毫升），水二升，煮取一升，温顿服之，一宿乃下。如不下，更服，取下为效。禁如药法。

【方义】本方以大黄、芒硝，泄热破结以荡实邪，以治胸腹邪热内聚；甘遂为逐饮泻水，破其结滞；葶苈子、杏仁泻肺导滞，以祛在上之胸腹之水结。

大陷胸汤方为峻下泄热逐水之剂，但变汤为丸，又制小其服，并有白蜜甘缓，故变峻泻药为缓攻。这种峻药缓用之法，实有以攻为和之意。

【运用】"丸者缓也，汤者荡也"，本方为逐水破结、峻药缓攻之剂。大陷胸丸药味比大陷胸汤方多葶苈子、杏仁两味，虽是丸剂，但丸剂入煎，且甘遂用一钱匕顿服，故其药力并不亚于大陷胸汤。杏仁下气利水平喘。故本方适用于喘息咳逆、肩背疼痛及胸胁痞闷疼痛者。

大陷胸汤和大陷胸丸，二方同为泻水之剂，同治水热互结。但大陷胸汤所主证候多在膈下、胸胁，其疼痛多由胸胁下迫少腹，多与肝、脾两脏有关；大陷胸丸所主证候多与呼吸系统疾病有关，其重心多在膈上，其闷、满、痛多由胸胁上迫。这是二方大致的区别。

【适应证】

（1）病发于阳，而反下之，热入因作结胸；病发于阴，而反下之，因作痞也。所以成结胸者，以下之太早故也。结胸者，项亦强，如柔痉状，下之则和，宜大陷胸丸。（《伤寒论》）

（2）虚弱家不耐大陷胸汤，即以大陷胸丸下之。（《伤寒总病论》）

（3）大陷胸丸，治水肿、肠澼初起，形气俱实者。（《医宗金鉴》）

（4）东洞先生，晚年以大陷胸汤为丸而用之，犹理中、抵当二丸例，

泻下之力颇峻。如毒聚胸背，喘鸣咳嗽，项背共痛者，此方为胜。(《类聚方广义》)

（5）治痰饮疝瘕，心胸痞塞，结痛，痛连项背臂膊者。(《类聚方广义》)

93. 十枣汤

【组成】芫花（熬） 甘遂 大戟 （肥大枣）

上三味，等分，各别捣为散。以水一升半，先煮大枣肥者十枚，取八合（一合约为20毫升），去滓，内药末。强人服一钱匕，羸人服半钱，温服之，平旦服。若下少，病不除者，明日更服，加半钱。得快下利后，糜粥自养。

【方义】方中芫花、甘遂、大戟都是泻水峻药，三味药合用，其药力更猛。故用肥大枣照顾胃气，使病邪去而正气不伤。本方为逐泻水峻药，使用时要慎重用量，因药力太峻猛，一定要注意服药时用肥大枣煎汤调服，且中病即止。患者服药得畅利后，糜粥自养，应补养正气，加速扶正祛邪。

【运用】本方为水饮之邪停聚于胸胁的泻水峻药，为攻逐水饮、悬饮、实水的要方。本方证可出现心下痞硬满、胸胁疼痛、胸胁支满、悬饮、呼吸困难、肩背强急疼痛等症，还可出现腹坚积聚、大腹水肿、头疼痛、眩晕、干呕欲吐、脉弦数等急重症。

【适应证】

（1）太阳中风，下利，呕逆，表解者，乃可攻之。其人漐漐汗出，发作有时，头痛，心下痞硬满，引胁下痛，干呕，短气，汗出不恶寒者，此表解里未和也。十枣汤主之。(《伤寒论》)

（2）仲景朱雀汤（十枣汤），治久病癖饮，停痰不消，在胸膈上液液，时若头疼，眼睛挛，身体、手足、十指甲尽黄者。又治胁下支满若饮，即引胁下痛者。(《外台秘要》)

（3）（用此汤）合下不下，令人胀满，通身浮肿而死。(《活人书》)

（4）大枣保其脾经，芫、遂、大戟泄其水饮也。（黄元御）

（5）三圣散（即本方），治久病饮癖停痰，及胁满支饮，辄引胸下

痛。(《圣济总录》)

（6）治五种饮证，芫花醋煮，大戟醋煮，甘遂童便煮，三处煮过，各等分，焙干为末，每服二钱，大枣十枚，煎汤调下。(《方脉正宗》)

十五、四逆汤类

本类计八方，以四逆汤方为主，共同的方药都有干姜、附子二味药，姜、附合用，主治阴阳两虚。四逆汤方为甘草干姜汤，加附子共三味药。干姜温中散寒，附子有回阳救逆之功，炙甘草温阳缓急。少阴病阴盛阳衰之四肢厥逆、脉沉细微欲绝者，四逆汤有特效。

四逆加人参汤，是四逆汤加益气固脱的人参，为其亡血、脉不起者而设。茯苓四逆汤为人参四逆汤加茯苓，以茯苓主治心中悸，用方以宁心安神、回阳益阴。干姜附子汤即四逆汤去炙甘草之缓恋，治暴寒伤，恢复脾肾之阳。通脉四逆汤与四逆汤药味全同，只是干姜、附子用量加大，加强散寒回阳之力。通脉四逆汤加苦寒的猪胆汁，可补益吐下后之液竭。

白通汤，即以姜、附合通阳的葱白。姜、葱白都是人们每天都要接触的常用食品，二者合附子有散寒通阳以破阴的作用。白通加猪胆汁汤方，可通达上下之阴阳。

94. 四逆汤

本方为甘草干姜汤加附子。

【组成】甘草二两（炙）　干姜一两半（切）　附子一枚（生用，去皮，破八片）

上三味，以水三升，煮取一升二合，去滓，分温再服。强人可大附子一枚，干姜三两。

【方义】本方为甘草干姜汤加附子。炙甘草甘温，缓和急迫；干姜温中散寒；附子有回阳救逆之功。姜、附合用，对发热恶寒、四肢拘急、手足厥冷、脉沉细微欲绝者，（四逆汤）有特效。本方主治阴阳两虚，少阴病阴盛阳衰的四肢厥逆，故方名四逆。附子温养阳气，干姜辛温散寒健胃，二药相配合，辛温助阳胜寒，复其阳，故以甘草干姜汤（辛甘扶阳之剂）以扶其阳，阳复则四肢厥愈足温。方中炙甘草能加强姜、附的温阳作用，还能降低附子的毒性。甘草、干姜、附子相配伍，相得益彰，相互为用，协同作用更显著，共奏回阳救逆之功。

【运用】所谓"四逆"是指阳气衰微的四肢厥逆而不温，故方名"四逆"。凡阳气衰弱及胃肠虚寒证者，出现四肢厥逆、吐利汗出、发热恶寒、下利清谷、四肢拘急、手足厥冷、脉微细欲绝者，四逆汤均可以回阳救逆，有效改善此类症状。

【适应证】

（1）伤寒脉浮，自汗出，小便数，心烦，微恶寒，脚挛急，反与桂枝欲攻其表，此误也。得之便厥，咽中干，烦躁，吐逆者，作甘草干姜汤与之，以复其阳。若厥愈足温者，更作芍药甘草汤与之，其脚即伸。若胃气不和，谵语者，少与调胃承气汤。若重发汗，复加烧针者，四逆汤主之。（《伤寒论》）

（2）少阴病，脉沉者，急温之，宜四逆汤。（《伤寒论》）

（3）吐利汗出，发热恶寒，四肢拘急，手足厥冷者，四逆汤主之。（《伤寒论》）

（4）既吐且利，小便复利，而大汗出，下利清谷，内寒外热，脉微欲绝者，四逆汤主之。（《伤寒论》）

（5）脉浮而迟，表热里寒，下利清谷者，四逆汤主之。（《伤寒论》）

（6）自利不渴者，属太阴，以其脏有寒故也。当温之，宜服四逆辈。（《伤寒论》）

（7）大汗出，热不去，内拘急，四肢疼，又下利厥逆而恶寒者，四逆汤主之。（《伤寒论》）

（8）大汗，若大下利而厥冷者，四逆汤主之。（《伤寒论》）

（9）伤寒，医下之，续得下利，清谷不止，身疼痛者，急当救里。后身疼痛，清便自调者，急当救表。救里宜四逆汤；救表宜桂枝汤。（《伤寒论》）

（10）病发热头痛，脉反沉，若不差，身体疼痛，当救其里，四逆汤方。（《伤寒论》）

（11）少阴病，饮食入口则吐，心中温温欲吐，复不能吐。始得之，手足寒，脉弦迟者，此胸中实，不可下也，当吐之；若膈上有寒饮，干呕者，不可吐也。当温之，宜四逆汤。（《伤寒论》）

（12）阴阳两虚之后，又复竭其阳，非此汤不能挽回阳气。（徐大椿）

（13）呕而脉弱，小便复利，身有微热，见厥者，难治。四逆汤主之。（《金匮要略》）

（14）干姜附子汤（即本方），治伤寒阴证，唇青面黑，身背强痛，四肢厥冷，以及诸虚沉寒。（《医林集要》）

（15）世医所谓中寒、中湿及伤寒阴证、霍乱等，若有厥冷、恶寒、下利、腹痛等，皆宜用此方。又可用于一年或二年，下利清谷不止者。（《古方便览》）

（16）（四逆汤治）霍乱、吐利甚者，及所谓暴泻证而急者，死不崇朝。若仓皇失措，拟议误策，使人毙于非命，其罪何归乎？医者当研究于平素，始可救急而济变也。（《类聚方广义》）

（17）四逆者，四肢厥逆而不温也。四肢者，诸阳之本。阳气不足，阴气加之，阳气不相顺接，是致手足不温而成四逆。此汤申发阳气，却散阴寒，温经暖肌，是以四逆名之。（成无己）

【整理者按】干姜附子汤治伤寒阴证，见唇青面黑、身背强痛、四肢厥冷和诸虚沉症。四逆汤证治为阳虚正面治法，常治四肢厥逆、下利清谷等主症；若患者有假热证，可令其冷服。欲速回阳当用干姜附子汤，欲和中缓急须用四逆汤。这是二方不同的要点。

95. 四逆加人参汤

本方即四逆汤加人参。

【组成】甘草二两（炙）　附子一枚（生，去皮，破八片）　干姜一两半　人参一两

上四味，以水三升，煮取一升二合，去滓，分温再服。

【方义】本方由四逆汤加人参一味所组成，加人参一味是为其亡血、亡津液、脉不起者而设。方用附子、干姜、炙甘草，即四逆汤，用以挽回阳气，以回阳救逆、益气固脱、生津养液。故本汤证所主证候比四逆

汤证尤为严重。四逆汤加人参有回阳又复阴之功。

【运用】患者此时不但阳气微弱，其阴液亦快用尽。因此，对阴盛阳衰之病人，四逆汤是回阳剂，一定要加人参一味，对亡血、亡津液、脉不起者有特效。

【适应证】

（1）恶寒，脉微而复利，利止亡血也，四逆加人参汤主之。（《伤寒论》）

（2）恶寒脉微而利者，阳虚阴盛也。利止则津液内竭，故云亡血。（成无己）

（3）《金匮玉函经》所谓"水竭则无血"，即指此证而言，治用四逆加人参汤，回阳救逆，益气生津。

（4）血脱及手足厥冷者，亟以本方，迟延则不可救。（《方舆𫐐》）

（5）四味回阳饮（即本方）治元阳虚脱，危在顷刻者。（《景岳全书》）

（6）于温中之中，佐以补虚生津之品，凡病后亡血津枯者，皆可用也，不止霍乱也，不止伤寒吐下后也。（魏荔彤）

【整理者按】阳亡则卫外不固，犹赖胃阳犹存，故利虽无而恶寒未罢，当于四逆汤中倍用人参，则阳回而恶寒自罢；人参、附子补火回阳，干姜、炙甘草暖胃温中。四逆加人参汤确为扶元补火、亡阳阴竭的主要方剂。

96. 茯苓四逆汤

本方即人参四逆汤加茯苓。

【组成】茯苓四两　人参一两　附子一枚（生用，去皮，破八片）甘草二两（炙）　干姜一两半

上五味，以水五升，煮取三升，去滓，温服七合（一合约为20毫升），日二服。

【方义】本方为人参四逆汤加茯苓。方以茯苓治心中悸，有宁心安神、健脾和中之功。四逆汤中的干姜、生附子回阳救逆；人参益气生津，益气固脱，生津养液；茯苓与姜、附、人参相配合，回阳之中有益阴之

功，益阴之中有助阳之功；甘草益气和中，且能调和诸药。总之，阳虚而阴液不续，甚或亡阳而脱液者，仲景多用此法回阳益阴救逆。

【运用】本方治疗汗下后出现阴阳俱虚的烦躁证。本方适用于治疗恶寒、厥逆、汗出、烦躁、眩晕、筋惕肉瞤、小便不利、心下痞硬等阴阳俱虚症。本方以四逆汤中的干姜、生附子回阳救逆；人参扶正养阴，益气生津；茯苓治心中悸，宁心安神以抑阴邪。诸药配合则有回阳益阴救逆之功，烦躁、心悸、眩晕、筋惕肉瞤等诸症解而自安也。

【适应证】

（1）发汗，若下之，病仍不解，烦躁者，茯苓四逆汤主之。（《伤寒论》）

（2）太阳病发汗，病不解，若下之，而病仍不解，忽增出烦躁之证者，以太阳底面即是少阴。汗伤心液，下伤肾液，少阴之阴阳水火离隔所致也，以茯苓四逆汤主之。（陈修园）

（3）汗下俱过，表里两虚，阴盛格阳，故昼夜见此扰乱之象也。当以四逆汤壮阳胜阴，更加茯苓以抑阴邪，佐人参以扶正气，庶阳长阴消，正回邪退，病自解而烦躁安。（《医宗金鉴》）

（4）平胃汤（即本方），治霍乱，脐下筑悸。（《圣济总录》）

97. 干姜附子汤

本方即四逆汤去甘草。

【组成】干姜一两　附子一枚（生用，去皮，切八片）

上二味，以水三升，煮取一升，去滓，顿服。

【方义】本方即四逆汤去炙甘草。本证暴寒伤阳，故不用炙甘草之缓恋，而用生附子、干姜之大辛大热，以复先天肾阳和后天脾阳之虚。附子生用，取其破阴回阳之力更强，一次顿服，使药力集中，回阳之力更强，效果显著。

【运用】本方加炙甘草即为四逆汤，也属回阳救逆、益气固脱、生津养液之剂，为肾阳虚的烦躁不得眠证治。但由于本证多属阴寒独盛，阳气暴虚，残阳欲脱，故急以干姜、附子直捣，力挽残阳于未亡。本方常用于暴寒伤阳，霍乱转筋，心腹冷痛，甚则突然晕倒等症。

【适应证】

（1）下之后，复发汗，昼日烦躁不得眠，夜而安静，不呕，不渴，无表证，脉沉微，身无大热者，干姜附子汤主之。（《伤寒论》）

（2）下之虚其里，汗之虚其表，既下又汗，则表里俱虚。阳主于昼，阳欲复，虚不胜邪，正邪交争，故昼日烦躁不得眠；夜阴王，阳虚不能与之争，是夜则安静。不呕不渴者，里无热也；身无大热者，表无热也。又无表证而脉沉微，知阳气大虚，阴寒气胜，与干姜附子汤，退阴复阳。（成无己）

（3）附子散（即本方为散）治寒痰反胃者。（《皇汉医学》引《名医方考》）

（4）干姜附子汤，治中寒，卒然晕倒，或吐逆涎沫，状如暗风，手脚挛搐，口噤，四肢厥冷，或复燥热。（《三因极一病证方论》）

（5）干姜附子汤，因汗下误施，致变若是之证也。与甘草干姜之烦躁略相似，然彼因误治，致病势激动急迫。此病因误治而病加重，又无急迫之证也，唯精气脱甚，所以甘草与附子相易。（《类聚方广义》）

【附记】《金匮要略》桂枝附子汤、白术附子汤、甘草附子汤三方，同治阳虚不能化湿的风湿相搏证，但主治证候却有区别。

（1）桂枝附子汤，方药如下：

桂枝四两（去皮）　附子三枚（炮，去皮，破八片）　甘草二两（炙）生姜三两（切）　大枣十二枚（擘）

上五味，以水六升，煮取二升，去滓，分温三服。

伤寒八九日，风湿相搏，身体疼烦，不能自转侧，不呕不渴，脉浮虚而涩者，桂枝附子汤主之。

本方桂、附相合，治表阳虚而症重，故温经通阳以散风湿。

（2）白术附子汤，方药如下：

白术二两　附子一枚半（炮，去皮）　甘草一两（炙）　生姜一两半（切）　大枣六枚（擘）

上五味，以水三升，煮取一升，去滓，分温三服。一服觉身痹，半日许再服，三服都尽，其人如冒状，勿怪，即是术、附并走皮中，逐水气，未得除故耳。

若大便坚小便自利者，去桂加白术汤（白术附子汤）主之。

本方治里阳虚证已转轻，故术、附相合，温经通阳以散风湿。

（3）甘草附子汤，方药如下：

甘草二两（炙）　白术二两　附子一枚（炮，去皮）　桂枝四两（去皮）

上四味，以水六升，煮取三升，去滓，温服一升，日三服。初服得微汗则解，能食。汗出复烦者，服五合。恐一升多者，服六七合为妙。

风湿相搏，骨节疼烦，掣痛不得屈伸，近之则痛剧，汗出短气，小便不利，恶风不欲去衣，或身体微肿者，甘草附子汤主之。

本方治表里之阳皆虚，故术、桂、附相合并用，助阳温经以除风湿。

98. 通脉四逆汤

本方与四逆汤药同，干姜、附子用量加大。

【组成】甘草二两（炙）　附子大者一枚（生用，去皮，破八片）干姜三两（强人可四两）

上三味，以水三升，煮取一升二合（一合约为20毫升），去滓。分温再服，其脉即出者愈。面色赤者，加葱九茎；腹中痛者，去葱，加芍药二两；呕者，加生姜二两；咽痛者，去芍药，加桔梗一两；利止脉不出者，去桔梗，加人参二两。病皆与方相应者，乃服之。

【方义】通脉四逆汤与四逆汤药味全同，只是干姜、附子用量加大，用生附子回阳救逆，用干姜之大辛大热散寒，故而本方祛寒温阳的力量更强大，可散寒温脾肾之阳虚，大壮原阳。里寒外热、汗出而厥者，用此方有特效。

面色赤者，加葱白以通上之阳；腹中痛者去葱，加芍药二两，取其活血通络之意；呕者，加生姜二两以和胃降逆；咽痛者，去芍药，加桔梗一两以利咽开结；下利止脉不出者，去桔梗，加人参二两固脱而复其脉。方后提出"病皆与方相应者，乃服之"，告诉人们只要根据病情选方用药，随症加减，便会收获很好的疗效。

【运用】本方有破阴回阳、通达内外的作用。主要的症状有下利清谷，里寒外热，手足厥逆，脉微欲绝，面色赤，身反不恶寒，或腹痛，或干呕，或咽痛，或利止脉不出。此是内真寒、外假热、阳微欲脱的危重症，当急用通脉四逆汤以急救之，不然大汗一出就有可能亡阳而丧失性命。

【适应证】

（1）少阴病，下利清谷，里寒外热，手足厥逆，脉微欲绝，身反不恶寒，其人面色赤，或腹痛，或干呕，或咽痛，或利止脉不出者，通脉四逆汤主之。（《伤寒论》）

（2）下利清谷，里寒外热，汗出而厥者，通脉四逆汤主之。（《伤寒论》）

（3）《医宗金鉴》一谓"以其能大壮元阳，主持中外，共招外热返之于内。"所以方名通脉四逆，以区别于四逆汤。

（4）下利清谷，手足厥逆，脉微欲绝，为里寒。身热，不恶寒，面色赤，为外热。此阴甚于内，格阳于外，不相通也，与通脉四逆汤，散阴通阳。（成无己）

（5）下利转筋益甚，厥冷过臂膝，精神衰弱，脱汗缀珠，脉微细，或沉伏不见者，通脉四逆汤。（《霍乱治略》）

【整理者按】通脉四逆汤的加减法及注意事项：

（1）面色赤者，加葱九茎：面色赤，为阳隔于上，加葱可通阳气。

（2）腹中痛者，去葱加芍药：腹中痛，为阴滞于里。芍药利阴气，止腹痛，故加之；葱通阳气，不利阴，故去之。

（3）呕者，加生姜：呕者阴气上逆，生姜可辛散阴邪而降逆。

（4）咽痛者，去芍药加桔梗：火气上承则咽痛，去经脉之芍药，加利肺之桔梗。唯三焦元气虚者大忌。

（5）利止脉不出者，去桔梗加人参：利止脉不出，亡血，不利桔梗之散，而利人参之甘而能补。

（6）注意事项：脉即出者愈，服汤后，阳回气动，其脉即出而仍还于有，乃阳气未竭，一时为盛寒所抑，郁状不出，故即出为愈。与脉暴出异。其脉即出者，言即渐而出，至于复有，自有而常有，所以为愈。暴出则为自无而忽有，既有而仍无，如灯光的回焰，乃阳气已竭，得汤之温暖，而作回光返照。

99. 通脉四逆加猪胆汁汤

本方即通脉四逆汤加猪胆汁。

【组成】甘草二两（炙） 干姜三两（强人可四两） 附子大者一枚（生，去皮，破八片） 猪胆汁半合

上四味，以水三升，煮取一升二合（一合约为 20 毫升），去滓，内猪胆汁，分温再服，其脉即来。无猪胆，以羊胆代之。

【方义】本方即通脉四逆汤加猪胆汁。本方证比通脉四逆汤证尤为重笃。猪胆汁苦寒而性滑，有益阴救逆的作用。通脉四逆汤破阴回阳，通达内外而救逆，可借其猪胆汁的苦寒，引姜、附之大辛大热药物尽快入阴，甚者从之，还可借其苦寒润以润燥滋阴液，补益吐下后之液竭，还可抑制姜、附大辛大热伤阴液竭液，真所谓益阴和阳、回阳救阴之法。

【运用】本方与四逆加人参汤证，皆属阳亡液竭的证候，但二者有轻重之分，须加以鉴别。四逆加人参汤证，病势轻，只见恶寒、脉微、厥逆、下利止而亡血等症；通脉四逆加猪胆汁汤证，病势重，不仅阳亡势急，阴液竭也甚，且多有格拒之势，多表现出吐已下断、汗出而厥、四肢拘急、烦躁不解、脉微欲绝之症。

通脉四逆汤重用干姜为君，主治侧重于吐利。凡胃肠病吐利甚而致亡阳厥冷者，效果较好；若干呕、烦躁不安者，加猪胆汁，因猪胆汁有降逆止呕等作用。

【适应证】

（1）吐已下断，汗出而厥，四肢拘急不解，脉微欲绝者，通脉四逆加猪胆汤主之。(《伤寒论》)

（2）吐已下断者，阴阳气血俱虚，水谷津液俱竭，无有可吐而自已，无有可下而自断也。故汗出而厥，四肢拘急之亡阴证，与脉微欲绝之亡阳证，仍然不解，更宜通脉四逆加猪胆，启下焦之生阳，而助中焦之津液。(张锡驹)

100. 白通汤

本方即四逆汤去甘草，加葱白。

【组成】葱白四茎　干姜一两　附子一枚（生，去皮，破八片）

上三味，以水三升，煮取一升，去滓，分温再服。

【方义】本方以姜、附合葱白名为白通汤（姜、附合甘草名为四逆汤）。葱白可通阳，故名白通汤，白通汤之姜、附、葱白，较四逆汤之姜、附、甘草力峻。

白通汤，即姜、附合通阳的葱白。姜、葱白都是人们每天都要接触的食品，有散寒通阳的作用。葱白通上焦之阳，下交于肾；附子启下焦之阳，上承于心；干姜温中上之阳，以通上下。三者用量轻微，可尽快发挥通阳的作用，从而起到破阴回阳、宣通上下的作用。

【运用】本方即四逆汤去甘草、加葱白，与通脉四逆汤与四逆汤药都有干姜、附子。本证的病情较通脉四逆汤证略轻，白通汤用量亦轻，所以不用通脉四逆汤。本证较四逆汤证多戴阳证，所以不用四逆汤，而用白通汤主治。

本方治下利腹痛，四肢厥冷而头项痛，面赤，气逆而烦躁，脉微细，但欲寐证也。本方取葱白通阳之义，用白通汤破阴回阳、通达上下，胜其阴而缓降，则求脱之阳可复矣。

【适应证】

（1）少阴病，下利，白通汤主之。（《伤寒论》）

（2）下利无阳证者，纯阴之象，恐阴盛而隔绝其阳，最急之兆也。故于四逆汤中去甘草之缓，而加葱白姜、附之中，以通其阳而消其阴，遂名其方为"白通"，取葱白通阳之义也。（张璐）

（3）少阴病，谓有脉微细，欲寐证也，少阴下利，阴盛之极，恐至格阳，故用姜附以消阴，葱白以升阳。通之者，一以温之而令阳气得入，一以发之而令阴气易散也。（程扶生）

（4）白通汤，治下利腹痛，厥而头痛者。（《方极》）

（5）少阴病，但欲寐，脉微细，已属阳为阴困矣。更加以下利，恐阴降极，阳下脱也。故君以葱白大通其阳而上升，佐以姜、附急胜其阴而缓降，则求脱之阳可复矣。（《医宗金鉴》）

（6）白通汤，伤寒泄利不已，口渴不得下食，虚而烦。（《肘后方》）

【整理者按】白通汤即四逆汤以葱白易甘草（因甘草缓阴气之逆，

故去之）。姜、附调护中州，以温脾胃之寒；葱白辛滑行气，通行阳气而解散寒邪，以通经络之阳。三味药复阳散寒，共治脾胃之寒，中焦失温，胃中阳气不守，寒滞少阴经脏，水胜侮土，出现脾胃气陷下利等证。

101. 白通加猪胆汁汤

本方即白通汤加人尿、猪胆汁。

【组成】葱白四茎　干姜一两　附子一枚（生，去皮，破八片）　人尿五合　猪胆汁一合（一合约为 20 毫升）

上五味，以水三升，煮取一升，去滓，内胆汁、人尿，和令相得，分温再服。若无胆，亦可用。

【方义】本方即白通汤加人尿、猪胆汁，用白通汤以破阴回阳、通达上下，加入人尿、猪胆汁之咸、寒、苦之品，引阳入阴，使热药不被寒邪所格拒，以利于发挥回阳救逆作用。猪胆是为干呕、利不止、烦躁不安而设。汪苓友说若无胆亦可用，则知所重在人尿，方当名白通加人尿汤始妥。

【运用】本方破阴回阳，通达上下，兼咸苦反佐。通脉四逆汤与四逆汤药味全同，只是干姜、附子用量加大，里寒外热，汗出而厥者，通脉四逆汤有特效。白通汤即四逆汤去甘草加葱白，故凡通脉四逆汤证而胸中痞塞、呃逆、干呕、利不止、烦躁不安、厥逆无脉者，皆可用白通加猪胆汁汤主之。

【适应证】

（1）少阴病，下利，脉微者，与白通汤。利不止，厥逆无脉，干呕，烦者，白通加猪胆汁汤主之。服汤，脉暴出者死，微续者生。（《伤寒论》）

（2）按上方后云"若无胆亦可用"，则知所重在人尿，方当名"白通加人尿汤"始妥。（汪苓友）

（3）脉暴出者，无根之阳发露不遗，故死，脉微续者，被抑之阳，来复有渐，故生。（尤在泾）

（4）此方不仅有效于霍乱吐泻证，凡中风卒倒，小儿慢惊，及其他一切暴卒病、脱阳证等，亦能建奇效。总以心下（痞塞）为目的而用之

为要。(《餐英馆疗治杂话》)

【整理者按】四逆汤减甘草、加葱白，名曰白通汤，加葱白因其能通阳气，减甘草的意义是防其缓，又加猪胆、人尿可引阳兼达于至阴而通之，即《黄帝内经》中所谓"反佐以取之"，服后二气之拒隔可调，上下之阴阳可通。

十六、理中丸（汤）类

本类计六方，以理中丸（汤）为主，多用于中虚胃肠疾病。它们共同的药物是人参和姜。姜有生姜、干姜之分，皆有辛温复阳气、温中散寒的作用，但生姜长于健胃止呕。

理中丸（汤）是甘草干姜汤加人参、白术，是健运脾阳、温补祛寒的重要方剂；主治脾胃阳虚，不思饮食，心下痞硬胀满，下利呕吐腹痛，舌淡苔白，脉沉迟等症。甘草干姜汤为四逆汤去附子，甘草可缓和干姜之温。桂枝人参汤为理中汤加桂枝，桂枝行阳解表、表里双解。厚朴生姜半夏甘草人参汤，为理中汤干姜变生姜，加厚朴、半夏，去白术，厚朴、半夏宽中消满、荡涤痰饮，治脾虚气逆之腹胀满。旋覆代赭汤为厚朴生姜半夏甘草人参汤去厚朴，加旋覆花、代赭石、大枣，旋覆花宣气涤饮，代赭石镇逆降气，大枣健脾，治心下痞硬噫气、嗳气呕吐。吴茱萸汤为旋覆代赭汤加吴茱萸、大枣，去旋覆花、代赭石、甘草、半夏，吴茱萸降逆止呕，大枣和胃，治呕涎、厥阴头痛等症。

102. 理中丸（汤）

本方为甘草干姜汤加人参、白术。

【组成】人参　干姜　甘草（炙）　白术各三两

上四味，捣筛，蜜和为丸，如鸡子黄许大。以沸汤数合，和一丸，研碎，温服之，日四、夜二服。腹中未热，益至三四丸，然不及汤。汤法：以四物依两数切，用水八升，煮取三升，去滓，温服一升，日三服。若脐上筑者，肾气动也，去术，加桂四两。吐多者，去术，加生姜三两。下多者，还用术。悸者，加茯苓二两。渴欲饮水者，加术，足前成四两半。腹中痛者，加人参，足前成四两半。寒者，加干姜足前成四两半。腹满者，去术，加附子一枚。服汤后，如食顷，饮热粥一升许，微自温，勿发揭衣被。

【方义】人参补脾健胃，主治心下痞满。干姜健胃温中散寒。白术健脾和胃逐水。甘草缓和干姜之温，并助人参补脾健胃。本方虽只四味药，为治脾胃阳虚的重要方剂，并可根据表里寒热虚实的不同症状进行加减。

本方加减法如下：

（1）脐上筑动，为肾虚水气上冲，去术之壅滞，加桂以降冲逆。

（2）吐多属气逆，仍除壅气之白术，加治呕之生姜。

（3）下利严重，为水湿偏胜而下趋，用白术助脾胜湿。

（4）心下悸，为水气凌心，加茯苓甘淡利水。

（5）渴欲饮水，为脾不散津，水饮停留，与津伤燥渴不同，加重白术以培土制水、健脾运湿。

（6）腹中痛，为里虚作痛，痛必喜按，故加重人参以补中气。

（7）里寒大盛，须加重干姜以温中散寒。

（8）腹满为阳虚寒凝，故去白术之壅补，加附子辛热以助阳散壅。

（9）服后饮热粥可助药力以温养中脏之气。

【运用】本方为甘草干姜汤加人参、白术。人参、白术、炙甘草为补中益胃的良药，干姜温中散寒，本方为温补脾阳的良方。本方主治脾胃阳虚，不思饮食，心下痞硬胀满，呕吐下利，脏寒腹痛，大便清溏或水样泻，咽中干不欲饮水，舌淡苔白，脉沉迟等症。如心阳不足，可加附子，那就是附子理中汤。如有表证，可加桂枝，那就是桂枝人参汤。

【适应证】

（1）霍乱，头痛发热，身疼痛，热多欲饮水者，五苓散主之；寒多不用水者，理中丸主之。（《伤寒论》）

（2）大病差后，喜唾，久不了了，胸上有寒，当以丸药温之，宜理中丸。（《伤寒论》）

（3）理，治也，料理之谓；中，里也，里阴之谓。参、术之甘，温里也。甘草甘平，和中也。干姜辛热，散寒也。（方有执）

-159-

（4）理中汤，能止伤胃吐血者，以其功最理中脘，分利阴阳，安定血脉。（《三因极一病证方论》）

（5）治中汤（即本方），主霍乱吐下，胀满，食不消，心腹痛。（《备急千金要方》）

（6）一妇人，患胸痛（胃痛）者一二年，发则不能食，食即不下咽，手足微厥，心下痞硬，按之如石，脉沉结，乃与人参汤（即理中汤）服之数旬，诸证渐退，胸痛痊愈。（《续建殊录》）

（7）人参理中汤（即本方）治产后阳气虚弱，小腹作痛，或脾胃虚弱，少思饮，或去后无度，或呕吐腹痛，或饮食难化，胸膈不利者。（《皇汉医学》引《妇人良方》）

注：本方治脾胃虚弱，呕吐下利，腹满时痛；或饮食不化，胸膈不利；或受寒腰痛，或小儿慢惊；或虚火上泛，中气不足，口舌生疮、糜烂等证。

103. 甘草干姜汤

本方为四逆汤去附子。

【组成】甘草四两（炙） 干姜二两

上二味，以水三升，煮取一升五合（一合约为 20 毫升），去滓，分温再服。

【方义】本方是辛甘扶阳以复其阳之剂，为辛甘化阳之方；甘草之甘平，能益气和中；干姜之辛温，能复阳气；辛甘合用，为理中汤（人参、白术、干姜、炙甘草）之一半的方药，即甘草干姜汤。本方温中祛寒，补气健脾复阳，重在复中焦之阳气，中阳复，温运脾阳，肠胃则安，其足自温，其厥自愈，其脚即伸。

【运用】本方为四逆汤去附子，有补中益气之功，辛温运脾阳，安抚肠胃，对脾胃虚寒性阳虚的症状有效。若见脘腹疼痛、胃肠出血、呕吐下利、肠鸣下血、手足不温、烦躁头眩、吐涎沫、咽中干、舌脉无热象等症，皆属于脾胃阳虚不运而引起，皆可运用本方加减治疗。

《金匮要略》还指出："肺痿吐涎沫而不咳者，其人不渴，必遗尿，小便数，所以然者，以上虚不能制下故也。此为肺中冷，必眩，多涎唾，甘草干姜汤以温之。"这说明肺痿所出现的上述症状,为脾胃阳虚不运、上虚而不能制下而引起,可运用本方治疗。

【适应证】

（1）伤寒脉浮,自汗出,小便数,心烦,微恶寒,脚挛急,反与桂枝欲攻其表,此误也。得之便厥,咽中干,烦躁吐逆者,作甘草干姜汤与之,以复其阳。若厥愈足温者,更作芍药甘草汤与之,其脚即伸。若胃气不和,谵语者,少与调胃承气汤。若重发汗,复加烧针者,四逆汤主之。(《伤寒论》)

（2）肺痿吐涎沫而不咳者,其人不渴,必遗尿,小便数,所以然者,以上虚不能制下故也。此为肺中冷,必眩,多涎唾,甘草干姜汤以温之,若服汤已渴者,属消渴。(《金匮要略》)

（3）疗吐逆,水米不下,甘草干姜汤。(《外台秘要》引《备急千金要方》)

（4）干姜甘草汤,治脾中冷痛,呕吐不食,于本方加大枣一枚。(又)甘草干姜汤,治男女诸虚出血,胃寒不能引气归原,无以收约其血。(《仁斋直指方》)

（5）生姜甘草汤,治肺痿咳唾涎沫不止,咽澡而渴。(《备急千金要方》)

【附记】《千金》生姜甘草汤,方药如下:

生姜五两　甘草四两　人参三两　大枣十二枚

上四味,㕮咀,以水七升,煮取三升,去滓,分温三服。

（本方）治肺痿,咳唾涎沫不止,咽澡而渴。

104. 桂枝人参汤

本方为理中汤加桂枝。

【组成】桂枝四两(去皮,别切)　甘草四两(炙)　白术三两　人参三两　干姜三两

上五味,以水九升,先煮四味,取五升,内桂,更煮取三升,去滓,温服一升,日再,夜一服。

【方义】本方为理中汤加桂枝,以理中汤温中散寒止利,桂枝后下

以解太阳之表。理中汤中人参补益正气，干姜温中散寒，白术健脾燥湿，甘草补中。诸药共奏温中止利之功。又加桂枝以行阳解表，全方为表里双解之剂。

【运用】太阳病，外证未除，而数下之，下后表邪内陷，下利不止，致心下痞硬，腹痛胀满，手指不温，有寒热，表未解，此痞属虚，治以温里解表，则诸证自愈。舌苔淡白，脉浮而迟弱，舌脉无热象，宜桂枝人参汤温中解表，阴阳两治，表里双解。

【适应证】

（1）太阳病，外证未除，而数下之，遂协热而利，利下不止，心下痞硬，表里不解者，桂枝人参汤主之。（《伤寒论》）

（2）此方即理中加桂枝而易其名，亦治虚痞下利之圣法也。（喻昌）

（3）外热未除，是表不解。利下不止，是里不解。此之谓有表里证。然病根在心下，非辛热何能化痞而软硬？非甘温无以止利而解表。故用桂枝，甘草为君，佐以干姜、参、术，先煎四物，后内桂枝，使和中之力饶，而解肌之气锐，于以奏双解表里之功。（柯韵伯）

（4）太阳病，外证未除，而数下之，表热不去，而里虚作利，是曰协热。桂枝行阳于外以解表，理中助阳于内以止利，阴阳两治，总是补正令邪自却。（程应旄）

105. 厚朴生姜半夏甘草人参汤

本方为理中汤加厚朴、半夏去白术，干姜变生姜。

【组成】厚朴半斤（炙，去皮）　生姜半斤（切）　半夏半升（洗）甘草二两（炙）　人参一两

上五味，以水一斗，煮取三升，去滓。温服一升，日三服。

【方义】本方为理中汤加厚朴、半夏，去白术，干姜变生姜。本方治脾虚气滞的腹胀满证。发汗后，脾胃损伤，气滞不通。本方以厚朴苦温，宽中消满，下气除湿；生姜辛温，宣通阳气，和胃散饮；半夏辛温，降气涤饮涤痰，开结降逆；甘草甘温，人参健脾益肺，补气和中，甘草、人参配合可益胃和脾，配合生姜则治脾虚气滞之腹胀满。诸药相配可健脾和胃、培补中土、补中散滞、和胃降逆。故本方治汗后脾虚气滞之腹

胀满，有消胀散满、健脾温运、补中降逆、涤饮涤痰之功。

【运用】方中以厚朴为主药，治发汗后腹胀满。腹胀满是因汗后中阳脾胃之气受伤，转运失职，气滞不畅，壅而作满。厚朴健胃，治痞胀；生姜、半夏止呕，故本方多是治脾胃气虚、心下痞硬、胸腹胀满、呕吐、舌苔水滑或腻。程郊倩批注释甚佳，由发汗后阳虚于上，阴盛于下，发汗后阳虚于外，阴盛于中。津液为阴气搏结，腹中无阳以化气，遂壅为胀满，主以厚朴生姜半夏甘草人参汤。

本方证以痞满、呕吐、腹胀，或吐泻后胃虚弱的胸腹胀满为主症，是虚中夹实之证。治疗慢性胃病多用人参以振起胃肠功能，扶正祛邪，健脾胃以补中消胀、除腹胀满，并降气涤饮、和胃降逆。

【适应证】

（1）发汗后，腹胀满，厚朴生姜半夏甘草人参汤主之。（《伤寒论》）

（2）奔豚之证，由发汗后阳虚于上，遂令阴盛于下，不知发汗后阳虚于外，并令阴盛于中。津液为阴气搏结，腹中无阳以化气，遂壅为胀满。主以厚朴生姜半夏甘草人参汤者，益胃和脾培其阳，散滞涤饮遣去阴。缘病已在中，安中为主，胃阳得安，外卫不固而自固，桂枝不得用也。（程应旄）

（3）吐后腹胀与下后腹满皆为实，言邪气乘虚入里为实。发汗后，外已解也。腹胀满知非里实，由脾胃津液不足，气涩不通，壅而为满，与此汤和脾胃以降气。（成无己）

（4）移本方治泄后腹满，甚验。（喻昌）

（5）治霍乱吐泻之后，腹犹满痛，有呕气者。腹满（所谓胀满），非实满也。（《类聚方广义》）

（6）治胃虚呕逆，痞满不实。（张璐）

（7）治急慢性胃肠卡他，胃弛缓，胃扩张。（《古方临床之运用》）

106. 旋覆代赭汤

本方为厚朴生姜半夏甘草人参汤去厚朴，加旋覆花、代赭石、大枣。

【组成】旋覆花三两　人参二两　生姜五两　代赭石一两　甘草三两（炙）　半夏半升（洗）　大枣十二枚（擘）

上七味，以水一斗，煮取六升，去滓，再煎取三升。温服一升，日三服。

【方义】本方为补中降浊、涤饮镇逆之剂，治以心下痞硬、噫气不除者。旋覆花宣气涤饮，代赭石镇逆降气，人参健脾补正气，人参、甘草养正，助生姜、半夏降浊蠲饮，甘草、大枣培土益气。诸药配合有益气和胃、降逆化痰之功。汪琥说此噫气较前生姜泻心汤之干噫不同，是虽噫而不至食臭，故知其为中气虚也。

【运用】本方的主要作用是健脾扶正气，补气血生津液，平降胃肠逆气，宣通胸膈痰结；多用于胃肠疾病出现的噫气不除、心下痞硬、嗳气呕吐之证；治以解表温里、益气消痞、和胃降浊之法。

【适应证】

（1）伤寒发汗，若吐若下，解后心下痞硬，噫气不除者，旋覆代赭汤主之。（《伤寒论》）

（2）解，谓大邪已散也。心下痞硬，噫气不除者，正气未复，胃气尚弱，而伏饮为逆也。旋覆、半夏蠲饮以消痞，人参、甘草养正以益新虚。代赭以镇坠其噫气，姜、枣以调和其脾胃。然则七物者，养正散余邪之要用也。（方有执）

（3）此噫气比前生姜泻心汤之干噫不同，是虽噫而不至食臭，故知其为中气虚也。与旋覆代赭石汤以补虚、消痞、下逆气。（汪琥）

107. 吴茱萸汤

本方为旋覆代赭汤加吴茱萸，去旋覆花、代赭石、甘草、半夏。

【组成】吴茱萸一升（洗）　人参三两　生姜六两（切）　大枣十二枚（擘）

上四味，以水七升，煮取二升，去滓。温服七合（一合约为20毫升），日三服。

【方义】吴茱萸为厥阴本药，味辛、苦，性温，有温胃散寒、降逆止呕、健胃镇痛的作用，又可治肝气上逆的厥阴头痛；生姜辛温健胃，散寒止呕；人参甘温，大枣甘平，健脾和胃，温中补虚。本方有温中散寒、健脾和胃、降逆止呕的作用。

【运用】本方治胃寒呕吐，主治少阴病，吐利，厥阴头痛，胃肠虚寒，水饮停滞，干呕，吐涎沫，呕而胸满，手足逆冷，烦躁，心下痞硬，四肢厥冷，舌苔滑白，脉沉迟无热象者。

食谷欲呕，有中焦和上焦之分及寒热之别。食谷欲呕，属阳明中寒也，为胃气虚寒，不能消谷。吴茱萸为厥阴经的引经药，故肝气上逆、呕涎头痛等症，皆可用吴茱萸汤主之。

【适应证】

（1）食谷欲呕，属阳明也。吴茱萸汤主之。得汤反剧者，属上焦也。（《伤寒论》）

（2）食谷欲呕者，纳不能纳之象，属胃气虚寒，不能消谷使下行也。曰属阳明者，别其少阳喜呕之兼半表，太阳干呕，不呕食之属表者不同，温中降逆为主。（程郊倩）

（3）干呕，吐涎沫，头痛者，吴茱萸汤主之。（《伤寒论》）

（4）少阴病，吐利，手足逆冷，烦躁欲死者，吴茱萸汤主之。（《伤寒论》）

（5）呕而胸满者，茱萸汤主之。（《金匮要略》）

（6）人参汤（即本方），治心痛。（《圣济总录》）

（7）堀氏某，卒发干呕，医以小半夏汤，七日不瘥，其声振四邻，先生诊之，心下痞硬，四肢厥冷，乃与吴茱萸汤，三日而愈。（《续建殊录》）

（8）吴茱萸为厥阴本药，故又治肝气上逆，呕涎头痛。本方加附子，名吴茱萸加附子汤，治寒疝腰痛，牵引睾丸，尺脉沉迟。（《医方集解》）

【整理者按】理中汤证较本汤证浅一层，患者虽吐利，未至烦躁，故酌其证重在太阴；本方证深一层，患者因吐利，而至烦躁欲死，烦属心，躁属肾，故知为少阴病。由吐利太过，中土失职，不能交通上下，是其致吐的根源，却由肝木凌土而成，故用吴茱萸汤温肝降逆以安中是握要之法。

十七、真武汤类

本类计二方，真武汤和附子汤，两方的药味大都相同，皆用附子、芍药。二方所不同的是附子汤术、附倍用，并加人参、去生姜，故治阳虚寒湿身痛；而真武汤附、术半量，更佐生姜，重在温散水气，对慢性病心肾阳虚水肿之证有效。

108. 真武汤

【组成】茯苓　芍药　生姜各三两　白术二两　炮附子一枚（炮，去皮，破八片）

上五味，以水八升，煮取三升，去滓。温服七合（一合约为20毫升），日三服。

【方义】本方为温阳化水之剂，治阳虚水肿。附子辛热，温经散寒以壮肾阳；白术甘温，健脾燥湿，使水有所制；茯苓甘平，淡渗利水；生姜辛温，温胃散寒；芍药苦平，敛阴和营，和血益阴，又可制附子刚燥之性。诸药相合，多以治心肾阳虚水泛之证。

【运用】本方是温经回阳、温阳利水、逐水利湿、宣痹镇痛之剂，对心肾阳虚之水肿证有效。其证多见恶寒、发热、心悸、头眩、身瞤动、振振欲擗地、摇摇欲倒、腹痛、小便不利、四肢沉重疼痛、自下利，此为有水气。其人或咳，或小便利，或下利，或呕、脉沉小等，真武汤主之效果好。

【适应证】

（1）太阳病，发汗，汗出不解，其人仍发热，心下悸，头眩，身瞤动，振振欲擗地者，真武汤主之。（《伤寒论》）

（2）少阴病，二三日不已，至四五日，腹痛，小便不利，四肢沉重疼痛，自下利者，此为有水气。其人或咳，或小便利，或下利，或呕者，真武汤主之。（《伤寒论》）

（3）振振欲擗地者，即所谓发汗则动经，身为振振摇之意。言头眩而身体瞤动，振振然身不能自持而欲仆地。因卫分之真阳，丧亡于外，

周身经脉总无定主也。方用真武汤者，非行水导湿，乃补其虚，而复其阳也。（钱潢）

【整理者按】真武汤方治阴寒之水气为患，要点在降火利水，壮元阳来消除阴翳，逐留垢来清扫水源，故可通治耳聋、目盲、目中云障、齿痛、盗汗、遗溺、流注等疾。

（1）真武汤的加减法

①若咳者，加五味子半升，细辛、干姜各一钱。小青龙汤证中，因心下有水气，干呕而咳或利或喘，是水气伤肺、肺寒气逆所致。故用芍药、细辛、干姜、五味等药收肺气之逆，此与小青龙汤证同治。

②若小便利者，去茯苓，茯苓淡渗利窍，小便利即防阴津暗竭，不当更渗。

③若下利者，去芍药，加干姜二钱，下利中土虚于内，故去芍药之苦泄，加干姜以温中。

④若呕者，去附子，加生姜，足前为半斤。气逆就呕，附子补气，生姜散气。水寒上逆为呕，正当用附子，何以反去之？因为真武汤除附子外，更无热药，为了令肺胃素有积热留饮惯呕而去之，观通脉四逆汤呕者但加生姜，不去附子甚明。

（2）真武汤的注意事项

①心下有水气：发热有汗，烦渴引饮，属太阳中风，五苓散证。发热无汗，干呕不渴，小便不利，属太阳伤寒，小青龙汤证。两者都同属水气在上焦，中、下焦不虚寒。真武汤证的心下有水气，为肾虚土不制木，水寒气逆，是本身脏气不调的病。

②生附子与熟附子：白通汤、通脉四逆汤、真武汤均为少阴下利而设。白通汤、四逆汤的附子都生用，唯真武汤熟用。因为附子生用可温经散寒，附子炮熟可温中去饮。白通诸汤以通阳为重，真武汤以益阳为先。干姜能佐生附子以温经，生姜能资熟附子以散饮。

109. 附子汤

本方即真武汤倍用术、附，加人参，去生姜。

【组成】附子二枚（炮，去皮，破八片）　茯苓三两　人参二两　白

术四两　芍药三两

上五味，以水八升，煮取三升，去滓，温服一升，日三服。

【方义】本方重用附子，附子可温真阳之本，温经祛寒以镇痛；人参补气健脾胃之源，附子、人参相伍，温补以壮元阳，白术、茯苓相配，健脾以除寒湿，佐芍药敛阴和血以通血痹，可以加强温经祛寒镇痛的效果。诸药相配合，有温经助阳、祛寒除湿镇痛、益气健脾的作用。

【运用】本方主治阳虚寒湿身痛。其证多见恶寒，头眩晕，身体痛，腹痛脚冷，手足寒，骨节痛，或见下利，浮肿，脉沉微者等症候。

附子汤和真武汤两方的药味大都相同，皆用附子、芍药。二方所不同的是附子汤，术、附倍用，并加人参，重在温补元阳，故治阳虚寒湿身痛；而真武汤附、术半量，更佐生姜，重在温散水气。二方都能治阳虚水肿及风湿疼痛，但本方比真武汤的药力强，故附子汤所主的症状要较真武汤为重。

【适应证】

（1）少阴病，得之一二日，口中和，其背恶寒者，当灸之，附子汤主之。（《伤寒论》）

（2）少阴病，身体痛，手足寒，骨节痛，脉沉者，附子汤主之。（《伤寒论》）

（3）气虚者，补之必以甘，气寒者，温之必以辛，甘辛合用，足以助正气而散阴邪，人参、白术、茯苓、附子是也。而病属阴经，故又须芍药以和阴气，且引附子入阴散寒，所谓向导之兵也。（尤在泾）

（4）少阴客热，则口燥舌干而渴。口中和者，不苦不燥，是无热也。背为阳，背恶寒者，阳气弱，阴气胜也。经曰：无热恶寒者，发于阴也。灸之，助阳消阴。与附子汤，温经散寒。（成无己）

（5）此方扶正达邪，为寒湿风湿身痛百病仙丹。（李缵文）

【附记】《金匮要略》薏苡附子散，方药如下：

薏苡仁十五两　大附子十枚（炮）

上二味，杵为散，服方寸匕，日三服。

胸痹缓急者，薏苡附子散主之。

此为胸痹急症的治法。"缓急"，谓"缓"是胸痛缓解之意，"急"意为突然加剧，故用薏苡附子散以缓和疼痛。据《神农本草经》记载，薏苡仁有"主筋急拘挛"的作用；其与附子合用，则可缓解胸痹之疼痛。因病势急迫，故用散剂，取其药力厚而收效速。

仲景对附子的用法：凡亡阳急证，需温经回阳者，多用炮附子；对发作性疼痛，证属沉寒痼冷，病急而有肢冷汗出者，则用乌头（乌头比附子止痛作用更强）。

十八、杂方

杂方计四方，有赤石脂禹余粮汤、桃花汤、乌梅丸、烧裈散等。赤石脂禹余粮汤、桃花汤，二方都有赤石脂，可以治下焦气虚肠滑，下利不止。桃花汤治脾肾阳虚、胃肠失职的下焦滑脱，有温中散寒、治滑固脱、散瘀止血之功。如伤寒误下，致寒热交结相阻，下利不止者，宜用泻心汤；中虚脾胃虚寒，下利不止者，治以温中散寒，宜用理中丸（汤）。

乌梅丸为寒热并用，攻补兼施之剂，可缓肝调中，清上温下，安蛔止痛止痢。烧裈散治伤寒阴阳易之为病，其证多属津亏火炽之象。

110. 赤石脂禹余粮汤

【组成】赤石脂一斤（碎）　太一禹余粮一斤（碎）

上二味，以水六升，煮取二升，去滓，分温三服。

【方义】赤石脂甘温，能治泄利肠澼；禹余粮味甘，无毒，能治赤白下利。此二药合用，可涩肠固脱，止利止泻，涩肠而实胃，还能有入脾扶助正气之功，实胃而涩肠，固其下焦滑脱。故本方是以治气虚肠滑、下利不止，治以涩肠固脱止利为法。

【运用】赤石脂、禹余粮，此二味皆土之精气所结，有收敛、顾护的作用，能实胃而涩肠，以治下焦之标也，实以培中宫之本也。本方证是土虚不是火虚，故不宜姜、附。本方治下利久不止，肠道下焦滑脱，心下痞硬者。若水不利而湿甚，复利不止者，则又当利其小便，以分其湿，盖谷道既塞，水道宜通，使有出路。

本方是以治气虚肠滑，下利不止，以涩肠固脱止利为法。下利不止，伤寒误下致下利不止，有诸多证。如寒热交结相阻致心下痞，下利不止者，宜用泻心汤；中虚脾胃虚寒，下利不止者，应以辛温复阳气，温中散寒，宜用理中丸（汤）；下焦滑脱，利不止者，宜用涩肠固脱止利的本方。

【适应证】

（1）伤寒，服汤药，下利不止，心下痞硬。服泻心汤已，复以他药下之，利不止。医以理中与之，利益甚。理中者，理中焦，此利在下焦，赤石脂禹余粮汤主之。复不止者，当利其小便。（《伤寒论》）

（2）甘、姜、参、术，可以补中宫大气之虚，而不足以固下焦脂膏之脱。故利在下焦者，慨不得以理中之理（剂）收功也。夫大肠之不固，仍责在胃；关门之不闭，仍责在脾。（此二味）皆土之精气所结。实胃而涩肠，用以治下焦之标，实以培中宫之本也。此证土虚而火不虚，故不宜姜、附。若水不利而湿甚，复利不止者，则又当利其小便矣。（柯韵伯）

（3）服汤药而利不止，是病在胃，复以他药下之，而利不止，则病在大肠矣。理中非不善，但迟一着耳。石脂、余粮，助燥金之令，涩以固脱，庚金之气收，则戊土之湿化；若复利不止者，以肾主下焦，为胃之关也，关门不利，再利小便，以分消其湿。盖谷道既塞，水道宜通，使有出路，此理下焦之二法也。（柯韵伯）

（4）凡下焦虚脱者，以二物为本，参汤调服最效。（柯韵伯）

111. 桃花汤

【组成】 赤石脂一斤（一半锉，一半筛末）　干姜一两　粳米一升

上三味，以水七升，煮米令熟，去滓。温服七合（一合约为20毫升），内赤石脂末方寸匕（为二钱或三钱），日三服。若一服愈，余勿服。

【方义】 本方以赤石脂为主要药物，入下焦血分而涩肠固脱。《名医别录》载赤石脂："治腹痛，泄澼，下痢赤白。"赤石脂辅以干姜，温暖中焦气分之阳，有缓中散寒之功。上两药佐以粳米补虚而益脾胃。诸药合用则共奏涩肠固脱、制止出血、镇静肠胃之功。赤石脂一半全用入煎，取其温涩之气，另一半作为粉剂冲服，取其收涩留滞之力以固肠胃。凡属久泻而虚寒滑脱者，可用本方涩肠固脱。

【运用】 本方治脾肾阳虚、胃肠失职的下焦滑脱，有温中散寒、治

滑固脱、散瘀止血之功。少阴病，便脓血，腹痛，腹中雷鸣，下利不止，小便不利，为下焦不约而里寒也。故用赤石脂为君，取赤石脂之重涩，入下焦血分而固脱，固肠胃，涩可去脱，散瘀止血。干姜为臣，散寒温气，辛以散之也。粳米为佐使以补虚而益脾胃，以补正气而安其中，甘以缓之也。舌淡白，脉沉细。上诸证可用本方涩肠固脱，散瘀止血。

【适应证】

（1）少阴病，下利，便脓血者，桃花汤主之。（《伤寒论》）

（2）少阴病，二三日至四五日，腹痛，小便不利，下利不止，便脓血者，桃花汤主之。（《伤寒论》）

（3）少阴病，下利，便脓血者，可刺。（《伤寒论》）

（4）下利便脓血者，桃花汤主之。（《金匮要略》）

（5）桃花汤非名其色也，肾脏阳虚用之，一若寒谷有阳和之致，故名。（王晋三）

（6）下利便脓血者，为下焦不约而里寒也。故用赤石脂为君，而固肠胃，涩可去脱也。干姜为臣，散寒温气，辛以散之也。粳米为佐使，以补正气而安其中，甘以缓之也。（《金镜内台方议》）

（7）桃花汤，非时热暴利，积多气实之所宜，盖所以治阴寒滑之剂也。仲景用桃花汤，治下利便脓血，取赤石脂之重涩，入下焦血分而固脱，干姜之辛温，暖中焦气分而补虚。粳米之甘温，佐石脂、干姜而润肠胃也。（《伤寒溯源集》）

（8）阳病下利便脓血者，协热也。少阴病下利便脓血者，下焦不约而里寒也。与桃花汤，固下散寒。（成无己）

（9）涩可去脱，赤石脂之涩，以固肠胃；辛以散之，干姜之辛，以散里寒；粳米之甘，以补正气。（成无己）

（10）参《伤寒论条辨》，石脂之涩，固肠虚之滑脱；干姜之辛，散胃虚之里寒；粳米甘平，和中而益胃。故三物者，所以为少阴下利、便脓血之主治也。

112. 乌梅丸

【组成】乌梅三百枚　细辛六两　干姜十两　黄连十六两　附子六

两（炮，去皮）　当归四两　蜀椒四两（出汗）　桂枝六两（去皮）　人参
六两　黄柏六两

上十味，异捣筛，合治之。以苦酒渍乌梅一宿，去核，蒸之五斗米
下，饭熟捣成泥，和药令相得，内臼中，与蜜杵二千下，丸如梧桐子大。
先食饮服十丸，日三服，稍加至二十丸。禁生冷、滑物、臭食等。

【方义】本方用药较为复杂，为寒热并用、攻补兼施之剂，治蛔厥
须用安蛔止痛、温阳通降、滋阴清热等法。本方重用乌梅，能滋养肝脏，
还能疏泄肝脏，酸甘合则滋阴，酸苦合则泄热，辛甘合用则温阳，辛苦
合用，则又能通降。

本方用药虽复杂，但疗效甚佳。乌梅、蜀椒杀虫，又治久痢；干姜、
附子、桂枝、当归、细辛温经散寒；人参、当归补气血。诸药相配，为
缓肝调中、清上温下、安蛔止痛的方剂。

【运用】本方益胃安蛔疗效很好，兼治久痢，为寒热并用、攻补兼
施之剂。此丸药店有中成药出售，可于饭前用温开水送服。其主要的运
用在蛔厥的辨证和治疗。

伤寒脉微而厥，至七八日肤冷，其人躁，无暂安时者，此为脏厥
（因病很重乃曰脏厥）。蛔厥者，有吐蛔之证。烦者时作时止，此为脏寒，
蛔上入其膈，须臾复止，得食而呕又烦者，蛔闻食臭出，其人常自吐蛔。
蛔厥者，因胃肠虚寒，蛔上入膈则出现烦作。吐蛔下利，或久痢者，乌
梅丸主之效果好。患者除下利外，还可出现腹痛、腹中雷鸣、形寒、手
足厥冷、时呕吐、下痢赤白久不止、舌质红、舌苔白厚、脉微而厥等证。

【适应证】

（1）伤寒脉微而厥，至七八日肤冷，其人躁，无暂安时者，此为脏
厥，非蛔厥也。蛔厥者，其人当吐蛔。令病者静，而复时烦者，此为脏
寒，蛔上入其膈，故烦，须臾复止。得食而呕，又烦者，蛔闻食臭出，
其人常自吐蛔。蛔厥者，乌梅丸主之。又主久利。（《伤寒论》）

（2）乌梅丸治冷痢久下。（《备急千金要方》）

（3）乌梅丸治产后冷热痢，久下不止。（《圣济总录》）

（4）脉微而厥，则阳气衰微可知，然未定其为脏厥、蛔厥也。唯肤
冷而燥，无暂安时，乃为脏厥。脏厥用四逆及灸法，其厥不回者死。（喻

嘉言）

（5）伤寒，脉微而厥，厥阴脉证也。至七八日不回，手足厥冷，而更通身肤冷，躁无暂安之时者，此为厥阴阳虚阴盛之脏厥，非阴阳错杂之蛔厥也。若蛔厥者，其人当吐蛔，今病者静，而复时烦，不似脏厥之躁无暂安时，知非脏寒之躁，乃蛔上膈之上也，故其烦须臾复止也，得食而吐，又烦者，是蛔闻食臭而出，故又烦也。得食，蛔动而呕，蛔因呕吐而出，故曰：其人当自吐蛔也。（《医宗金鉴》）

113. 烧裈散

【组成】妇人中裈近隐处，取烧作灰。

上一位，水服方寸匕（约为二钱或三钱），日三服。小便即利，阴头微肿，此为愈矣。妇人病，取男子裈烧服。

【方义】伤寒阴阳易之为病，为男女在伤寒病将愈且余邪未尽时，患房事而出现的症状，其证多属津亏火炽之象。此阴阳易之病和烧裈散可作为保留以待研究。

【适应证】

（1）伤寒阴易之为病，其人身体重，少气，少腹里急，或引阴中拘挛，热上冲胸，头重不欲举，眼中生花，膝胫拘急者，烧裈散主之。（《伤寒论》）

（2）大病新差，血气未复，余热未尽，强合阴阳，得病者名易。男子病新差，未平复，而妇人与之交，得病，名曰易；妇人病新差，未平复，男子与之交，得病名，曰阴易。以阴阳相感动，其余毒相染著，如换易也。其人病体重，少气者，损动真气也；少腹里急，引阴中拘挛，膝胫拘急，阴气极也；热上冲胸，头重不欲举，眼中生花者，感动之毒，所易之气，熏蒸于上也。与烧裈散以道阴气。（成无己）

（3）其为病也，形气皆虚，故身体重而少气。余毒入于阴中，是以少腹里急，或引阴中拘挛。热上冲胸者，冲脉为病也。头重不欲举，督脉为病也。眼中生花者，任脉为病也。故以烧裈散主之。（张隐庵）

附：方剂索引（按首字母笔画排序）

二画

十枣汤·······················146

三画

三物白散·····················103
干姜附子汤···················151
干姜黄芩黄连人参汤···········115
大青龙汤·····················055
大承气汤·····················132
大柴胡汤·····················067
大陷胸丸·····················145
大陷胸汤·····················143
大黄黄连泻心汤···············123
大猪胆汁方···················092
小青龙汤·····················057
小建中汤·····················019
小承气汤·····················135
小柴胡汤·····················061
小陷胸汤·····················126

四画

五苓散·······················033

乌梅丸·······················171
文蛤散·······················037

五画

甘草干姜汤···················160
甘草汤·······················077
甘草附子汤···················015
甘草泻心汤···················120
四逆加人参汤·················149
四逆汤·······················147
四逆散·······················069
生姜泻心汤···················118
白头翁汤·····················112
白虎加人参汤·················129
白虎汤·······················127
白通加猪胆汁汤···············157
白通汤·······················155
瓜蒂散·······················101
半夏泻心汤···················116
半夏散及汤···················082

六画

芍药甘草汤···················083

芍药甘草附子汤 ············ 085

当归四逆加吴茱萸生姜汤 ······ 030

当归四逆汤 ············ 027

竹叶石膏汤 ············ 130

栀子豉汤 ············ 093

厚朴生姜半夏甘草人参汤 ······ 162

七画

赤石脂禹余粮汤 ············ 169

吴茱萸汤 ············ 164

牡蛎泽泻散 ············ 039

附子汤 ············ 167

附子泻心汤 ············ 124

八画

抵当丸 ············ 142

抵当汤 ············ 141

苦酒汤 ············ 081

炙甘草汤 ············ 089

九画

茵陈蒿汤 ············ 109

茯苓甘草汤 ············ 026

茯苓四逆汤 ············ 150

茯苓桂枝甘草大枣汤 ············ 024

茯苓桂枝白术甘草汤 ············ 022

枳实栀子豉汤 ············ 098

栀子干姜汤 ············ 100

栀子甘草豉汤 ············ 095

栀子生姜豉汤 ············ 097

栀子柏皮汤 ············ 111

栀子厚朴汤 ············ 099

十画

真武汤 ············ 166

桂枝二麻黄一汤 ············ 047

桂枝二越婢一汤 ············ 048

桂枝人参汤 ············ 161

桂枝去芍药加附子汤 ············ 011

桂枝去芍药加蜀漆牡蛎龙骨

　救逆汤 ············ 016

桂枝去芍药汤 ············ 011

桂枝去桂加茯苓白术汤 ············ 018

桂枝甘草龙骨牡蛎汤 ············ 021

桂枝甘草汤 ············ 020

桂枝加大黄汤 ············ 008

桂枝加芍药生姜人参汤 ············ 010

桂枝加芍药汤 ············ 007

桂枝加附子汤 ············ 012

桂枝加厚朴杏子汤 ············ 009

桂枝加桂汤 ············ 006

桂枝加葛根汤 ············ 008

桂枝汤 ············ 003

桂枝附子去桂加白术汤 ············ 014

桂枝附子汤 ············ 013

桂枝麻黄各半汤 ············ 046

桔梗汤 ············ 079

桃花汤 ············ 170

桃核承气汤 ············ 139

柴胡加龙骨牡蛎汤 ············ 074

柴胡加芒硝汤·····················076
柴胡桂枝干姜汤·················073
柴胡桂枝汤·····················071
烧裈散···························173
调胃承气汤·····················137
通脉四逆加猪胆汁汤···········155
通脉四逆汤·····················153

麻子仁丸·························140
麻黄升麻汤·····················060
麻黄汤···························041
麻黄杏仁甘草石膏汤···········052
麻黄连轺赤小豆汤·············052
麻黄附子甘草汤·················051
麻黄附子细辛汤·················049
旋覆代赭汤·····················163

十一画

理中丸（汤）···················158
黄芩加半夏生姜汤·············107
黄芩汤···························105
黄连汤···························125
黄连阿胶汤·····················087
猪苓汤···························036
猪肤汤···························086

十二画及以上

葛根加半夏汤···················045
葛根汤···························044
葛根黄芩黄连汤·················108
硝石大丸·······················007
蜜煎导方·······················091

刘述机伤寒方运用手册